YOGA

Guía práctica

Erika Dillman

YOGA
guía práctica

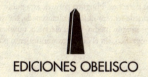

EDICIONES OBELISCO

Si este libro le ha interesado y desea que le mantengamos informado de nuestras publicaciones, escríbanos indicándonos qué temas son de su interés (Astrología, Autoayuda, Ciencias Ocultas, Artes Marciales, Naturismo, Espiritualidad, Tradición, etc.) y gustosamente le complaceremos. Puede visionar nuestro catálogo en http://www.edicionesobelisco.com

Los editores no han comprobado la eficacia ni el resultado de las recetas, productos, fórmulas, técnicas, ejercicios o similares contenidos en este libro. No asumen, por lo tanto, responsabilidad alguna en cuanto a su utilización ni realizan asesoramiento al respecto.

Colección Obelisco Bolsillo
Yoga, guía práctica
Erika Dillman

Primera edición: marzo de 2000

Título original: *The little yoga book*
Traducción: *Nuria Riambau*
Diseño cubierta: *Ricard Magrané*
Maquetación: *Edda Pando*

© 1999 by Erika Dillman (Reservados todos los derechos)
© 2000 by Ediciones Obelisco, S.L. (Reservados todos los derechos para la presente edición)
Editado por acuerdo con Warner Books Inc.
Pere IV, 78 (Edif.Pedro IV) 4.ª planta 5.º 08005 Barcelona - España
Tel. 93 309 85 25 - Fax 93 309 85 23
Castillo, 540 - 1414 Buenos Aires (Argentina)
Tel. y Fax 771 43 82
E-mail: obelisco@website.es y obelisco@airtel.net

I.S.B.N.: 84-7720-585-X
Depósito Legal: B. 13.575 - 2000

Impreso en España en los talleres de Romanyà/Valls S.A. Verdaguer, l. 08786 Capellades (Barcelona)

Printed in Spain

A mi abuela
Hanna Anderson

AGRADECIMIENTOS

Me gustaría agradecer a las siguientes personas su contribución a este libro:

A Denise Andersen por enseñarme la importancia del correcto alineamiento corporal.

A mi agente, Anne Depue, por creer en mi libro.

A mis amigos, por sus ánimos y apoyo.

A mi profesora de yoga, Suzanne Guttridge, por su sabiduría y por su yoga divertido. Que su espíritu permanezca vivo en estas páginas.

A Cornelia Bremer Smith, Debby Heath, Laura Prindiville, Jane Whitlock, Jonathan Pettigrew y Rob White por verificar las instrucciones de las posturas.

A Sarah Schultz, Emily Stevens y Sandi Sonnenfeld por sus sugerencias editoriales.

Bienvenidos a la Guía práctica del yoga

El objetivo de este libro es desmitificar el yoga ante todas aquellas personas que estén buscando una introducción sencilla y asequible a esta antigua y saludable práctica. Cuando descubrí el yoga por primera vez, me sentí desbordada por la cantidad de filosofías y disciplinas que lo rodeaban. Yo, lo único que buscaba era aprender a relajarme y mejorar mi postura corporal. Así que, en este libro, me he centrado primordialmente en los aspectos físicos del yoga.

Esta *Guía práctica del yoga* es un compañero fácil de transportar y todo un manual para inspirar y planificar su práctica. He incluido 42 de mis posturas favoritas así como varios ejercicios de respiración que suelen enseñarse en las clases de yoga para principiantes y para el nivel intermedio.

El propósito fundamental de este "pequeño" libro es ayudar a que el yoga sea una práctica sencilla y accesible para un amplio abanico de personas. He descrito todos los ejercicios en el mismo formato fácil de seguir para practicar solo o con algún amigo. El libro es pequeño para que pueda llevarlo consigo allí donde vaya, a la clase, al trabajo o de vacaciones.

Si es la primera vez que practica yoga, le recomiendo que tome algunas clases porque la mejor manera de aprender yoga es con un buen profesor. Si ya lo ha estudiado o está empezando a hacerlo, reconocerá muchas de las posturas del libro y espero que éstas se conviertan en parte de su rutina diaria.

Diviértase.

Introducción

PÉRDIDA DEL EQUILIBRIO

Antes de empezar a estudiar yoga, hace casi cuatro años, yo era corredora. Comencé a correr en sexto curso y rápidamente se convirtió en un actividad esencial en mi vida. Correr me centraba, eliminaba el estrés y la negatividad de mi mente, aumentaba mi confianza y fortalecía mi cuerpo. La subida de endorfinas que producía mi cuerpo mientras corría era lo mejor. A veces, me daba la sensación de que accedía a otro estadio del ser humano mientras corría, una sensación a la cual me hice adicta.

"Sin dolor no hay provecho" parecía ser mi lema perfecto, así que me obligaba a correr todos los días sin importarme que hiciera -10ºC o +35ºC, o si estaba enferma o sana. Corría con cansancio, mononucleosis, neumonía, tirones musculares, desgarres y huesos fracturados.

Cuando me obligaban a descansar durante un tiempo para curarme de una lesión, lo único que hacía era dedicarme con la misma intensidad a la natación. De hecho, aplicaba esta misma intensidad a la mayoría de cosas que hacía.

Finalmente, mi cuerpo se rebeló y empecé a tener problemas de salud que me impidieron correr o hacer cualquier tipo de ejercicio. Un caso agudo de bronquitis me dejó con los pulmones inflamados, asma y dolores pectorales. Sentía mis pulmones como si estuvieran hechos de una lana rasposa y gruesa que frotaba el interior de mi pecho, dificultando mi respiración y dejándome completamente agotada.

Parecía que mi cuerpo se iba desintegrando y mi sistema inmunitario trabajaba a marchas forzadas. Cualquier sustancia con la que me ponía en contacto, cualquier movimiento que hacía, parecían enfermarme. Tenía que luchar para superar cada nuevo día; estaba tan abrumada por mi sensación de mareo, dolores en el pecho, náuseas e insensibilidad en las manos, brazos y rostro que, a veces, me desorientaba y me desmayaba. Al final, aproximadamente un año después de que mi salud empezara a deteriorarse progresivamente, me diagnosticaron el

"Síndrome de la fatiga crónica con disfunción inmunitaria" (CFDIS). Al ver que los médicos no podían curarme, me derrumbé. No sabía cómo recuperar la salud y nada de lo que intentaba parecía hacerme sentir mejor.

Por esta época, empecé a hacer dibujos sobre mi vida para expresar mi enfado, tristeza y mi frustración más absoluta por convivir con una enfermedad crónica. Incapaz de llevar la existencia física a la que estaba acostumbrada, me sentía desesperanzada, perdida y totalmente desconectada de mi cuerpo y de mi identidad. Sin poder correr, no sabía cómo hacerlo para sentirme bien física y mentalmente.

Estaba harta de escribir sobre mis problemas en mi diario, confiar en amigos y en la familia y de estar constantemente intentando explicar una enfermedad en la que mucha gente no creía y que nadie comprendía. En uno de mis primeros dibujos, *Erika Nervosa*, las lágrimas salen disparadas de mis ojos y mis pensamientos estallan saturados de furiosa tensión y preocupación al mismo tiempo que chocan entre sí por encima de mi cabeza. A mi alrededor se agolpan imágenes de cualquier posible elemento de tensión : mi enfermedad, mi trabajo, mi marido, mi familia, mis médicos, los desastres del entorno y mi decreciente círculo de amistades.

En otro dibujo, estoy acurrucada en una esquina de la página, encogida, agotada, mareada y con oscuras ojeras. De todas partes surgen para atacarme, ácaros del polvo de tamaño humano, abejorros, gatos, perros y flores gigantes, todos ellos presentando una versión distorsionada y diabólica del rostro normalmente alegre de mi marido.

No quise analizar lo que significaban los dibujos durante varios meses. Aparentemente, la inteligencia de mi cuerpo sabía lo que estaba ocurriéndome pero yo no lo entendía o no podía arreglarlo. Sólo resultó evidente en el momento en que finalmente me detuve a mirar los dibujos como algo más que un intento humorístico de eludir lo deprimida que me sentía. El primer dibujo era mi mente desequilibrada y el segundo, mi cuerpo desequilibrado. Todos los animales, bichos y agresores vegetales representaban las muchas sustancias que lastimaban mi ya malogrado sistema inmunitario, dejándome frágil y debilitada.

Supongo que estos dibujos fueron los primeros pasos en la concienciación de mi mentecuerpo porque pronto me di cuenta de que tenía que hallar el modo de recuperar el equilibrio.

La gente me sugería todo tipo de curas para el CFIDS: acupuntura, algas verdes, hierbas chinas. Las fui probando todas. Pero los tratamientos alternativos eran bastante parecidos a la medicina convencional; me hacían tomar pastillas, ir a centros para tratamientos y confiar en otras personas para restablecer mi salud.

Necesitaba algo más profundo que me calmara y me ayudara a reconectar con mi cuerpo. Y lo más importante, quería hacer algo físico, algo que proviniera de mí para poder recuperar la confianza en mí misma y tomar las riendas de mi salud.

Desesperada por recuperar mi antiguo cuerpo y aprender de nuevo a respirar, probé el yoga.

1. El descubrimiento del yoga

EL SARGENTO DEL YOGA

Yo ya había probado el yoga una vez con un profesor que vino a mi despacho a dirigir un taller de relajación. Los ejercicios de relajación contribuyeron a que mis pulmones y mi cabeza se encontraran mejor aunque me sentí un poco ridícula tendida en el suelo profiriendo sonidos respiratorios en frente de mis colegas. Se me quedaron grabadas unas palabras del profesor, aunque no terminaba de creerlas. Dijo que el yoga ayudaba a equilibrar y a unir la mente y el cuerpo.

Curiosa por saber más y movida por la desesperación, me inscribí en mi primera clase de yoga, a pesar de mi persistente escepticismo. Los ejercicios de respiración en el despacho estuvieron bien pero yo era una persona deportista y esperaba algo más. Nunca había apreciado el valor de un ejercicio que no implicara sudor, dolor y competitividad. Además, la gente que hacía yoga parecían muy raros. No tenía muy claro si quería conocerlos en su terreno.

Yo asociaba el yoga con un aura de otro mundo, mística y tenebrosa. Me imaginaba habitaciones oscuras llenas de incienso con olor a pachulí y filas de hombres y mujeres delgados y ascéticos sentados en la postura del loto, cantando al unísono en trance. No podía borrar de mi mente las fotografías que había visto en los libros de yoga de hombres solemnes y adustos que llevaban algo parecido a unos pañales gigantes, con una pierna enroscada en el cuello y mujeres frías, inexpresivas, con mallas de poliéster al estilo de Jack LaLanne que se torcían, doblaban y adoptaban posturas tortuosas con total indiferencia.

Estas imágenes me intimidaban porque sabía que MI cuerpo nunca podría hacer esto pero también porque las fotografías no me inspiraban ni energía ni gozo alguno. Eran demasiado serias y nadie parecía estar divirtiéndose. Pensaba que todos debían de pertenecer a un club secreto donde todo el mundo era desgraciado. Éste era el precio a pagar para alcanzar el nirvana.

Por desgracia, mis peores sospechas se confirmaron al acudir a mi primera clase de yoga. Estaba bastante nerviosa porque no me gustaba enfrentarme a situaciones físicas con las que no estuviera familiarizada, estando en tan baja forma. Desconocía las normas, la jerga, el protocolo. Y hacía tiempo que había perdido toda confianza en mi frágil cuerpo.

La profesora, una mujer bajita, de mirada dura y ademanes rápidos vestida con una malla ajustada de color azul cogió el dinero (me reprendió por pagarle con un cheque) y me ordenó que me dirigiera a la otra punta de la habitación. A medida que iban entrando más personas en la sala y ocupaban su lugar en el suelo, empecé a sentirme fatal. En cuanto comenzó la clase, no tenía ni idea de lo que hacía la profesora o de cómo debía respirar.

Luché con cada postura, me sentía débil, cansada y ridícula. En un momento dado, la profesora se acercó a mí, me cogió la cabeza, la levantó hacia su rostro y empezó a frotarme la frente con sus gruesos y fuertes pulgares mientras me ordenaba "No se puede hacer yoga con una mueca. Abre el tercer ojo". Yo me sentía morir. Había hecho tantos esfuerzos por integrarme y no dar ningún espectáculo, y ahí estaba, todo el mundo mirándome y mi tercer ojo negándose a cooperar. Me propuse lograrlo durante la clase y me mantuve ahí, intentando no hacer ninguna mueca al tiempo que torcía y retorcía mi cuerpo inflexible y escuálido.

De vez en cuando "el sargento del yoga" se acercaba y me tiraba del pelo para recordarme que debía mantenerme erguida. Entonces, justo cuando empezaba a creer que se había olvidado de mí, me llamó al centro de la sala para que le ayudara a mostrar una postura a toda la clase. Se colocó de pie, erguida y empezó a tensar los músculos de las nalgas y a girar los tobillos en una extraña postura. Entonces, me cogió las manos, las colocó en sus nalgas y me dijo que las mantuviera ahí y que después deslizara mis manos por sus piernas hasta los tobillos para que sintiera lo que hacía con los músculos.

Bueno, yo soy del Medio Oeste, y allí no tocamos las nalgas de la gente. No por nada. Y, por supuesto, no lo hacemos en una sala llena de espejos y gente vestida con mallas negras. Me tenía mortificada. En cuanto acabó la clase, desaparecí traumatizada (eso sí, con una postura mejor). No regresé nunca más y tardé todo un año en volver a probar el yoga.

Más tarde, me di cuenta de que dejé que mis prejuicios contra el yoga me influyeran y que mi orgullo me impidió buscar otra clase. El hecho de que haya gente en las clases del "sargento del yoga" significa que hay personas que se sienten bien bajo una estricta disciplina pero éste no es mi caso.

Antes de mi enfermedad, siempre me aventuraba a situaciones nuevas y era capaz de empezarlas desde la mitad pero, desde mi enfermedad, ya no era la misma persona. Necesitaba un trato distinto. Requería empezar desde el principio y necesitaba instrucciones básicas, paciencia (por mi parte y por la del profesor) y un mínimo de vocabulario sobre terceros ojos.

EMPIEZO A DOBLARME

Mi segundo intento con el yoga llegó un año después, tras casi dos años de enfermedad. Mi estado físico había ido empeorando y me vi obligada a dejar el trabajo. Me pasé seis meses simplemente durmiendo y preocupada porque me estaba muriendo. Estaba demasiado agotada y desorientada como para conducir un coche, leer o hablar por teléfono. Me pasaba día y noche tendida en el sofá con la mirada vacía fija en el televisor. A pesar de que dormía de 12 a 14 horas por la noche, echaba una siesta de dos horas después del desayuno y otra después de la comida, seguía cada día igual de agotada como para ni siquiera ducharme. Mi antiguo cuerpo fuerte y atlético se debilitó, atrofió y enflaqueció. No tenía energía y estaba profundamente deprimida.

Unos cuantos meses después, ansiosa por activarme de nuevo, empecé a dar cortos paseos de cinco minutos hasta el colmado un par de veces por semana. Un día vi un anuncio rosa brillante en el tablón de anuncios de la tienda que anunciaba "Yoga Divertido". Después de hablar con la profesora por teléfono, me sentí aliviada. Pareció comprender mi situación y su amable voz me hizo sentir a gusto. La clase parecía justo lo que yo necesitaba para empezar: ejercicios de respiración y posturas de estiramiento y flexibilidad. Todo a mi propio ritmo. Esta vez sería distinto, me había propuesto volver a conectar con mi cuerpo y sabía que si conseguía hacer esto también podría liberar la tensión de mi mente.

Unos días más tarde, cuando llegué a la clase, todavía me sentía un poco cohibida pero enseguida vi que estaba en el sitio justo. Había solamente un grupo de personas sentadas y hablando en el suelo en una sala pequeña y oscura y todos parecían muy normales. No había ridículas mallas, ni espejos, ni rostros solemnes, sencillamente personas normales con jerseys amplios y camisetas. A medida que me acercaba a ellos y nos presentábamos me di cuenta de que no era la única principiante ni la única persona con problemas de salud.

La clase duró una hora pero al cabo de cinco minutos me quedé sin pilas. Estaba tan frágil; cada movimiento me provocaba un acceso de tos o hacía que me ahogara. Me pasé el resto de la clase agotada y mareada, descansando encima de la manta y tratando de mantenerme despierta.

En los cuatro meses siguientes, tres mujeres y yo nos habíamos convertido en el grupito de las "regulares". Como la clase era pequeña todos recibíamos mucha atención personal, lo que nos ayudaba a ganar confianza en el aprendizaje de las posturas, y pronto nos hicimos amigas. Nos quedábamos largo rato al final de la clase para hablar de nuestros hábitos de salud y pasarnos teléfonos de naturópatas, acupuntores y masajistas. Todas las semanas, esperaba ansiosamente que llegara la clase porque era el único momento en que salía de casa y me divertía. A diferencia de la clase del "sargento del yoga", nos reíamos mientras intentábamos retorcer, doblar y estirar nuestros desganados cuerpos para conseguir alinearlos. Nos quejábamos cuando teníamos que hacer posturas difíciles (yo preguntaba "¿No podemos hacer el yoga de estar estirados?") y solíamos bromear diciendo que alguien debería grabarnos un vídeo de yoga que se llamara "Yoga para gente real", con todas nuestras risitas e imperfecciones.

Por aquel entonces, había conseguido hacer quince minutos de la clase de yoga sin descansar y tardé otros dos o tres meses antes de poder hacer 30 minutos seguidos. Al final, después de nueve meses, mis pulmones se fortalecieron, mi respiración mejoró y me di cuenta de que podía hacer casi todas las posturas sin desplomarme.

Durante este período, continué haciendo mis dibujos y poco a poco fueron cambiando. Ya no me dibujaba como una víctima cobarde, aunque todavía me dibujaba a veces como una persona débil, agotada y extremadamente delgada. Cada vez con más frecuencia dibujaba cómo yo quería ser: sonriente, activa, energética. Empecé a dibujarme practicando yoga, haciendo vida social con los amigos y trabajando en mi despacho, con la esperanza de que algún día mi cuerpo se convertiría en la imagen del dibujo.

También dibujaba porque encontré que en mi práctica diaria no siempre podía recordar las posturas que había aprendido en clase. Sin embargo, una vez vi un dibujo en el que mi cuerpo recordaba exactamente lo que tenía que hacer. Cuantas más posturas aprendía, más dibujos hacía. Con el tiempo, tanto mi práctica del yoga como mis dibujos fueron mejorando.

Mientras dibujaba, empecé a ver nuevas posibilidades sobre cómo abordar las posturas que luchaba por dominar en clase. Y cuando aprendía una nueva postura en clase, visualizaba mi cuaderno de dibujo en la postura para poder dibujarla después. Este proceso me ayudó a dar unos cuantos pasos más hacia la conciencia mente-cuerpo.

Un año más tarde, pude resistir toda una clase, sentándome sólo en algunas posturas, y practicar en casa un par de veces a la semana durante 10 minutos de sesión. Ahora, cuatro años después, asisto a una clase de yoga de una hora una vez por semana que se ocupa intensamente de las posturas de más fuerza y resistencia, practico en casa de 10 a 20 minutos cuatro o cinco días a la semana y me llevo la colchoneta de yoga allí donde vaya.

A medida que mi práctica de yoga ha mejorado, mis dibujos se han hecho más activos, más esperanzadores y más energéticos. Me dibujo corriendo, practicando posturas de yoga más difíciles e incluso colgada de un trapecio boca abajo.

Todavía sigo luchando contra mi enfermedad. El yoga no me ha curado el CFIDS pero se ha convertido en una parte muy importante de mi vida. Me ayuda a levantarme por la mañana, eliminar las agujetas de la espalda después de haber estado trabajando en el ordenador y mantenerme sana hasta que pueda correr de nuevo. Suelo utilizar los ejercicios de respiración del yoga a lo largo del día para relajarme y aclarar mi mente cuando mi vida va demasiado acelerada.

Me ha sorprendido descubrir que muchos de los beneficios mentales y físicos que obtenía de correr, como aliviar las tensiones, la fuerza física, la concentración y un estado general de bienestar, ahora los obtengo del yoga. Soy mucho más flexible que nunca, incluso que cuando era corredora, cosa que me ayudará a prevenir lesiones cuando pueda estar más activa. Y lo más importante, el yoga me ha ayudado a comprender el valor del equilibrio, que la paciencia y de reducir el ritmo.

2. ¿Qué es el yoga?

ESTÍRATE, RESPIRA VIVE

No hay ningún gran secreto místico en el yoga. No es una religión, aunque algunas personas lo utilizan para alcanzar el nirvana espiritual. No se trata de calistenia, aunque ejercita, estira y fortalece el cuerpo. El yoga es un método de ejercicios mentales y físicos diseñados hace miles de años para equilibrar y unir la mente, el cuerpo y el espíritu.

Hay varios tipos de yoga, cada uno con sus propias filosofías y prácticas. Algunos yogas son de meditación y están enfocados hacia la espiritualidad, otros son más físicos y están basados en posturas denominadas asanas. Aunque muchas escuelas de yoga comparten cualidades comunes, varían en el enfoque y la práctica. Por ejemplo, un texto antiguo de yoga se refiere a cientos de miles de posturas de yoga distintas mientras que otras fuentes, incluyendo interpretaciones modernas de textos antiguos, recomiendan que solamente se utilicen de una docena a cien posturas de las miles que existen.

Para simplificar, en este libro me centraré principalmente en los aspectos físicos del yoga (y en la creencia de que hay cientos, si no miles, de posturas de yoga). Si desea llevar a cabo un estudio más espiritual del yoga, busque en su biblioteca una lista de libros de yoga que abarquen este tema o busque una clase de yoga que se oriente más al aspecto espiritual: también hay unas cuantas páginas web en internet (Obsérvese que aunque hay excelentes profesores de yoga de ambos sexos, me he referido a lo largo del texto a "ella" por simplicidad y coherencia).

Cuanto más se implique en la práctica, más rápidamente aprenderá la belleza de la sabiduría sencilla e innata del yoga: que no se pueden separar mente, cuerpo y espíritu. Equilibrando su cuerpo aprenderá a concentrar su mente, lo que a su vez mejorará su salud y bienestar espiritual. En otras palabras, la coordinación de los ejercicios de respiración y la concentración de las posturas es por sí misma una forma de meditación, así que aunque acuda al yoga para aprender a relajarse o a eliminar los dolores de espalda, estará practicando y beneficiándose a muchos otros niveles.

El tipo de yoga más común que se enseña en Estados Unidos es el hatha yoga. Hatha es una palabra en sánscrito que significa "sol" (*ha*) y "luna" (*tha*), y representa las energías opuestas de nuestro cuerpo: caliente y frío, masculino y femenino, positivo y negativo, yin y yang. Yoga, traducido de *yuga*, la palabra en sánscrito de yunta, significa unión. El Hatha yoga equilibra la mente y el cuerpo a través de ejercicios físicos (posturas) y de respiración controlada para que todas las energías corporales logren el equilibrio y funcionen con armonía.

En los últimos años, el yoga se ha hecho más popular porque la gente busca un enfoque más holístico de la salud y el ejercicio; y el yoga, un ejercicio dinámico que es al mismo tiempo relajante y energizante, parece tenerlo todo.

El yoga estimula la mente y el cuerpo, aumenta la flexibilidad y la resistencia, fortalece y mejora el equilibrio y la concentración. También mejora la circulación, favorece la relajación y beneficia a los órganos internos, glándulas y músculos. El yoga puede realizarse en cualquier parte, lo pueden realizar personas de cualquier edad y capacidad y no requiere ningún tipo de equipamiento especial. Lo más importante es que el yoga le enseña a la gente cómo estar a tono con sus cuerpos y cómo concienciarse de la conexión mente-cuerpo.

A medida que la vida se hace más complicada y loca y dolencias como el Síndrome de la fatiga crónica con disfunción inmunitaria, el Síndrome del canal carpiano y los dolores de espalda aumentan, incluso los médicos de formación occidental recomiendan el yoga para tratar las enfermedades y lesiones de sus pacientes.

El principal objetivo físico del yoga es mantener la columna flexible y fuerte. Es lógico, dado que se trata de la estructura que sostiene el peso del cuerpo así como el centro de los nervios que se distribuyen por todo el cuerpo. Muchos de nosotros adoptamos una mala postura,

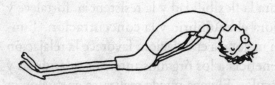

encorvamos la parte superior de la espalda y doblamos hacia adelante la parte inferior. Estar todo el día sentados en la mesa de un despacho, trabajar con un ordenador y la misma gravedad son elementos que ayudan a comprimir la columna.

La práctica del yoga fortalece los grupos de músculos mayores (del cuerpo) que soportan el peso del cuerpo y mejoran la postura o el alineamiento. El alineamiento correcto del cuerpo ayuda a que el cuerpo funcione mejor, reduce el dolor, otorga más libertad de movimiento, más flexibilidad y resistencia y aligera el cansancio. Tal como nos recuerda en clase mi profesora de yoga "Sois tan flexibles como lo sea vuestra columna".

3. Antes de empezar

DIRECTRICES BÁSICAS

La mejor forma de aprender yoga es con un profesor de yoga experimentado. Hay muchos tipos de yoga y muchos estilos de enseñanza. Probablemente, tendrá que probar unas cuantas clases antes de encontrar la que le guste. Algunas clases se centran en fortalecer las posturas, otras en la respiración o en la flexibilidad. Busque una clase que se adapte a sus necesidades. Y busque un profesor paciente, que posea una formación sobre cómo funcionan el cuerpo y la mente y cómo les afecta cada postura, y que se tome tiempo durante las clases para dar instrucciones individuales.

Como no hay criterios estándar entre las escuelas de yoga, los certificados de aptitud de los profesores varían. Una cualidad importante que hay que buscar en un profesor es su compromiso con el yoga como su práctica esencial de salud y/o espiritual. Los profesores de los que he aprendido más tienen una experiencia de unos 20 años y siguen siendo alumnos de yoga, han estudiado con maestros de yoga (y siguen estudiando con ellos). Busque un profesor que no solamente tenga un amplio conocimiento de cómo beneficia el yoga a la mente y al cuerpo sino que también haya integrado este conocimiento a su forma de vida y hábitos cotidianos.

Un buen profesor puede condicionar enormemente su vivencia del yoga. Una de las formas más importantes con las que un profesor puede ayudarle es corrigiendo su cuerpo cuando practique cada postura. Con ayuda, empezará a aprender cómo se siente uno cuando está en alineamiento. A medida que vaya aprendiendo más sobre el yoga y tenga más conciencia del alineamiento, podrá aplicar esa postura a otras actividades de su vida.

Una vez haya empezado a tomar clases, podrá utilizar este libro como herramienta de ayuda para recordar las posturas y poder practicarlas en casa. Si nunca ha hecho yoga antes, le recomiendo que se espere a probar cualquiera de las posturas descritas hasta que su profesor le haya enseñado algunas de las posturas básicas y cómo coordinar la respiración con los movimientos.

Sea paciente. Lleva muchos años de práctica diaria convertirse en un experto en algunas posturas de yoga. Si practica regularmente y asiste a las clases, empezará a notar los beneficios del yoga en unos pocos meses. Nunca fuerce su cuerpo a una postura ni realice ningún movimiento que le cause dolor. Escuche a su cuerpo.

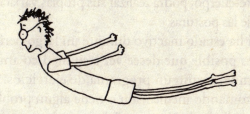

Tómese su tiempo. No sea exigente consigo mismo.

Siéntase libre para adaptar el yoga a sus propias necesidades. Si tiene los tendones de la corva crónicamente tensos, los brazos doloridos por el ordenador o tensión en el cuello, pregúntele a su profesor cuáles son las posturas que le ayudarán a sentirse mejor. También, a medida que lea las instrucciones se dará cuenta de que hay posturas que no puede realizar debido a lesiones o a falta de forma física. No se preocupe, todos los ejercicios de este libro pueden modificarse para ayudarle a iniciarse. Por ejemplo, si no puede arrodillarse en determinada postura porque le duelen las rodillas, el profesor podrá enseñarle otra forma de practicar esta postura (quizás sentado, con las piernas cruzadas en el suelo) o le mostrará otra postura con la que pueda obtener los mismos beneficios. A medida que desarrolle más la conciencia mente-cuerpo, podrá realizar sus propias variaciones de las posturas.

Si ha estado inactivo durante un largo período, es posible que desee ver a su médico antes de empezar ningún programa de ejercicios. Si está tomando medicación o tiene algún problema médico o lesión, especialmente si se trata de problemas de corazón, tensión arterial alta, problemas de espalda o de cuello, o si está embarazada, asegúrese de que se lo comunica a su profesor de yoga para que pueda decirle si hay posturas que podrían agravar su estado.

Si está embarazada, hay libros con instrucciones para practicar yoga durante el embarazo y muchos centros de salud y comunitarios ofrecen clases prenatales de yoga.

Beba mucha agua. El yoga es ejercicio y el cuerpo necesita reconstituirse después de realizarlo.

Lleve ropas cómodas, quítese los zapatos y los calcetines y practique el yoga en un lugar tranquilo y cálido encima de una esterilla o de una toalla gruesa. Espere por lo menos una o dos horas después de comer para empezar la práctica. Desconecte el teléfono para no ser molestado.

CONSEJOS

El Hatha yoga es un yoga suave y natural pero esto no significa que no pueda lesionarse si no tiene cuidado. Como con cualquier forma de ejercicio, es necesario un calentamiento previo; empezar lentamente e ir aumentando de intensidad poco a poco y ser conscientes de los mensajes que el cuerpo nos transmite. Durante la práctica, recuerde las siguientes normas:

- *¡Cuidado con la espalda!*
  En cada postura, asegúrese de que no está cargando la espalda, sobre todo si tiene problemas de espalda o de cuello. NUNCA

haga movimientos bruscos o rápidos. Pídale a su profesor que le muestre cómo apoyar la espalda en cada postura.

- *¡Mantenga el equilibrio!*
  Mantenga su cuerpo en equilibrio repitiendo la misma postura a cada lado del cuerpo y practicando contraposturas. Por ejemplo, si estira el brazo derecho en una postura, realice el mismo estiramiento con el brazo izquierdo. Cuando realice posturas que arqueen la espalda, después realice posturas que la redondeen. De esta manera, los beneficios de tonificación y fortalecimiento del yoga alinearán el cuerpo y aumentarán la fluidez y la energía. No se sorprenda si puede realizar una postura con una parte del cuerpo pero en cambio, le resulta más difícil hacerlo con la otra. Es normal.

- *¡Acuérdese de respirar!*
  Una respiración correcta aumenta los beneficios del yoga. Suele ocurrir que uno se concentra tanto en practicar la postura correctamente que después se le olvida coordinar los movimientos con la respiración. Como regla general, una inspiración va acompañada de

la apertura del cuerpo o de una torsión hacia atrás mientras que una espiración va acompañada de un cierre del cuerpo o de una torsión hacia adelante. Con algunas posturas, primero logrará dicha postura y después se mantendrá en ella de tres a seis respiraciones. Pídale a su profesor que le enseñe cómo utilizar la respiración para integrarse más profundamente en una postura.

- *¡Reduzca el ritmo!*
El yoga no es una competición. Los movimientos deben ser lentos, naturales y mentales, coordinados con la respiración. No se preocupe por hacer exactamente la misma postura que el profesor o que el dibujo del libro. Relájese y practique la postura con sus propias limitaciones. Si su respiración es equilibrada, obtendrá beneficios de sus esfuerzos.

- *¡Manténgase erguido!*
El objetivo es alargar la columna. Una forma de pensar en el alargamiento es visualizar la energía moviéndose a lo largo de la columna y saliendo por la coronilla. No importa que esté practicando posturas de pie, tendido,

sentado o de rodillas, esfuércese por mantener el alineamiento corporal correcto (descrito en la pág. 61).

- ¡*Diviértase*!
Haga del yoga algo que desee todos los días. Permítase disfrutar del ir tomando contacto con su cuerpo. Cómprese una bonita esterilla de yoga. Encienda una vela o ponga música clásica o un CD de cantos gregorianos antes de empezar, para ir ambientándose. Dibuje o escriba notas que le ayuden a recordar las posturas difíciles. Recompénsese con té cuando termine.

4. La respiración

LA IMPORTANCIA
DE UNA RESPIRACIÓN CORRECTA

La respiración es un elemento vital del hatha yoga. Practicar la respiración del yoga, o pranayama, da energía y limpia el cuerpo y es un perfecto precalentamiento para practicar las posturas. Pranayama es una palabra en sánscrito que significa "control de la respiración". Si usted controla su respiración, logrará calmar y relajar su mente y su cuerpo.

La mayoría de la gente respira de forma incorrecta ya que solamente utilizan una fracción de la capacidad de sus pulmones. Una mala postura, la ropa ajustada y el ritmo trepidante de la vida actual son factores que interfieren en la respiración. Cuando estamos estresados o ansiosos, respiramos desde el pecho, hablamos deprisa, respiramos superficialmente, o lo que es peor, contenemos la respiración. Si nos falta el oxígeno necesario, nos sentimos cansados y letárgicos.

Para lograr una salud óptima, la respiración debe ser completa y rítmica. Debe utilizar el diafragma y las costillas para llenar y vaciar los pulmones. El objetivo de la respiración del yoga es que todos los órganos implicados en una correcta respiración como los pulmones, el diafragma, los músculos abdominales y las costillas recuperen su función completa.

La renovación total del aire de los pulmones aumenta los niveles de oxígeno en el cuerpo, lo que produce energía. Las inspiraciones y espiraciones son igualmente importantes. La espiración expulsa aire viciado y así permite que los pulmones se llenen de aire fresco durante la inspiración.

En coordinación con las posturas del yoga, la respiración unifica mente y cuerpo, equilibra las energías opuestas y ayuda al cuerpo a integrarse mejor en cada postura.

El aprendizaje del control de la respiración puede constituir una herramienta poderosa para mejorar la salud y ayudarle a aliviar el estrés. Los ejercicios de respiración aumentan la inspiración de oxígeno y así mejoran la circulación sanguínea y eliminan toxinas; calman la mente y relajan el cuerpo al facilitar la concentración y la claridad mental; y, normalmente aumentan los niveles de energía.

EJERCICIOS DE RESPIRACIÓN DE YOGA (PRANAYAMA)

Los siguientes ejercicios de pranayama son corrientes en la práctica del yoga y le proporcionarán una buena base a partir de la cual aprender más. He seleccionado estos ejercicios porque son algunos de los primeros que aprendí y son bastante sencillos. Una vez domine estos ejercicios y sepa un poco más de yoga, pregúntele a su profesor sobre otros ejercicios de pranayama como la respiración purificante (*Kapalabhati*), la respiración de fuelle (*Bhastrika*), la respiración de ventilación (*Sitali*) y otra respiración de ventilación, a veces denominada "respiración silbante" (*Sitkari*).

Si la práctica de alguno de estos ejercicios le hace sentir mareado o incómodo, pare inmediatamente y descanse. Estos sencillos ejercicios pueden tener un profundo efecto en el cuerpo, sobre todo si no se está habituado a respirar con grandes volúmenes de oxígeno. Con la práctica, estos ejercicios aumentarán la capacidad de sus pulmones y los niveles de energía y le relajarán.

CONSEJOS

- Los ejercicios de respiración suelen realizarse sentados sobre los talones con las piernas dobladas por debajo (ver postura del rayo, pág. 124) o sentados en el suelo con las piernas cruzadas. (Algunos ejercicios pueden realizarse estirados.)
- Normalmente la respiración del yoga se realiza por la nariz.
- El objetivo de los ejercicios de respiración es controlar su longitud y calidad reduciendo el ritmo de las inspiraciones y las espiraciones.
- La espiración debe durar tanto como la inspiración. Si conseguimos que la espiración dure el doble que la inspiración es incluso más beneficioso. Por ejemplo, si inspira durante tres segundos, espire de tres a seis segundos.
- Recuerde las tres zonas en las que siente su respiración al inspirar y espirar: el abdomen, o barriga, debajo del ombligo; el diafragma, encima del ombligo; y el pecho.

- Mantenga la barriga relajada en todos estos ejercicios.
- Practique los ejercicios de respiración en el orden en que aparecen.

Comprender la respiración abdominal y torácica es el primer paso para aprender cómo se siente uno al utilizar las distintas partes del cuerpo para respirar correctamente.

El tercer ejercicio, la respiración completa, la respiración ideal en yoga, integra estos primeros dos ejercicios.

RESPIRACIÓN ABDOMINAL

Beneficios: Relaja la mente y el cuerpo, fortalece los pulmones y masajea los órganos internos.

Instrucciones:
1. Siéntese o túmbese completamente recto con la mano en el abdomen, justo debajo del ombligo.
2. Relaje la mente y el cuerpo hasta que sienta el suave vaivén del abdomen por el movimiento natural del diafragma al respirar.

3. Deje que el aire entre y salga de su cuerpo sin esfuerzo.
4. En cada inspiración, sentirá crecer su abdomen. En la espiración, lo sentirá hundirse.
5. Haga diez respiraciones (una respiración es igual a una inspiración más una espiración.)

RESPIRACIÓN TORÁCICA

Beneficios: Relaja la mente y el cuerpo, fortalece los pulmones.

Instrucciones:
1. Siéntese o túmbese totalmente recto con las manos en los lados (costillas).
2. Contraiga suavemente el abdomen de forma que cuando inspire la respiración llene la parte superior de los pulmones.
3. Inspire en la caja torácica. No lleve la respiración hasta el fondo de los pulmones, manténgala en sus costillas.
4. Sienta cómo las costillas se expanden hacia fuera y el pecho se abre al inspirar. Al espirar, sienta cómo las costillas se contraen hacia dentro. Repítalo cinco veces.

RESPIRACIÓN COMPLETA

Beneficios: La respiración completa es plena, profunda y lenta; principalmente utiliza los pulmones y expande las costillas y el pecho. Con una capacidad pulmonar mayor, el cuerpo limpia la sangre de forma más eficaz.

Instrucciones:
1. Siéntese o túmbese totalmente recto.
2. Espire para limpiar el cuerpo de aire viciado.
3. Inspire, llenando la parte inferior de los pulmones, el centro de los pulmones, y después vaya llenando lentamente el pecho.
4. Espire lentamente, vaciando los pulmones de arriba abajo. Repítalo cinco veces.

Comentarios: Cuando inspire, notará cómo crecerá el abdomen, después el diafragma se elevará y finalmente el pecho se expandirá.

RESPIRACIÓN ALTERNADA POR LA NARIZ

Beneficios: Limpia los conductos nasales y calma la mente.

Instrucciones:

1. Siéntese en el suelo en la postura del rayo o con las piernas cruzadas.

2. Extienda los dedos pulgar, anular y meñique (manteniendo estos dos últimos juntos) de la mano derecha y deje los otros dedos enroscados en la palma.

3. Ponga el dedo pulgar en el lado derecho de la nariz, cerrando la ventana derecha. Inspire lenta y profundamente por la ventana izquierda. Manténgase así.

4. Después presione los dedos anular y meñique y manténgalos juntos contra el lado izquierdo de la nariz y cierre la ventana izquierda y levante el dedo pulgar de la parte derecha abriendo la ventana derecha.

5. Espire lenta y completamente a través de la ventana derecha. Manténgase así.

6. Inspire lenta y profundamente por la ventana derecha, manteniendo la ventana izquierda cerrada. Manténgase así.

7. Tápese la ventana derecha con el dedo pulgar, liberando la ventana izquierda y espirando por la ventana izquierda.

8. Repita la secuencia cinco veces.

Comentarios: Si le resulta más cómodo, también puede realizar este ejercicio de respiración utilizando los dedos pulgar y medio, enroscando los dedos anular y meñique en la palma y descansando el dedo índice en la nariz.

RESPIRACIÓN GOLPEANDO SUAVEMENTE EL PECHO

Beneficios: Estimula las células de los pulmones, fortalece el sistema respiratorio.

Instrucciones:
1. Siéntese en el suelo en la postura del rayo o con las piernas cruzadas.
2. Inspire profundamente, llenando los pulmones y expandiendo el pecho. Contenga la respiración.
3. Con los dedos de la mano derecha, golpee rápida e intensamente todo el pecho.
4. Deje de golpear y dóblese hacia adelante mientras espira por la boca.
5. Relájese. Repítalo cinco veces.

Respiración Bhramari

Beneficios: Hace vibrar y abre la zona de las fosas nasales, aclara la mente y calma los nervios.

Instrucciones:
1. Siéntese en el suelo en la postura del rayo o con las piernas cruzadas.
2. Inspire, llenando los pulmones. Contenga el aire.
3. Al espirar despacio por la nariz, emita un sonido "m" y dirija la vibración hacia la zona facial entre la parte superior de los dientes y los ojos.
4. Contraiga las costillas y presione la zona un poco por encima del ombligo para expulsar totalmente el aire. Repítalo cinco veces.

Respiración Ujjayi

Beneficios: Aumenta la capacidad pulmonar, abre el pecho, relaja el sistema nervioso y aumenta el oxígeno en la sangre.

Instrucciones:

1. Siéntese en el suelo en la postura del rayo o con las piernas cruzadas.
2. Inspire lentamente, con la boca cerrada. Cierre parcialmente y contraiga la parte posterior de la garganta para reducir paulatinamente la respiración. Manténgase así durante varios segundos.
3. Espire y otra vez parcialmente cierre y contraiga la parte posterior de la garganta para reducir paulatinamente la respiración. Esta respiración emitirá un silbido ronco como si saliera vapor de un radiador. Sentirá una ligera presión en la parte posterior de su nariz a medida que el aire sale de la nariz durante la espiración.
4. Repítalo cinco veces.

Comentarios:
- Ujjayi se pronuncia "U-ji."
- A medida que mejore esta respiración, intente espirar durante más tiempo del que inspira.
- Dicha respiración también puede realizarse en combinación con posturas para dificultarla un poco más.

5. Cómo planificar la práctica

ELEMENTOS DE PRÁCTICA

Con el fin de optimizar los beneficios del yoga, practique regularmente y organice una tabla para todo el cuerpo que mejore el equilibrio, la flexibilidad, la resistencia y la fuerza. Una práctica perfecta incluye las siguientes posturas: fortalecedoras de los abdominales, torsiones hacia adelante y hacia atrás, equilibradoras, giros de la columna, y posturas que estiren y fortalezcan las piernas, las caderas, los brazos, los hombros, el cuello y la espalda.

Cuando practico yoga en casa, suelo realizar mis posturas favoritas todos los días, sin orden concreto. Una vez a la semana, acudo a una clase para romper con la rutina y probar posturas nuevas. Me encuentro con que las posturas que evito en casa porque me parecen demasiado difíciles son precisamente las que mi cuerpo necesita más.

Empiece la práctica del yoga con unos cuantos minutos de ejercicios respiratorios (págs. 41-51) y ejercicios de calentamiento (págs. 80-89). En *The complete yoga book* de James Hewitt, se recomienda practicar las posturas en el orden siguiente: de pie, sentados, de rodillas, en postura supina, boca abajo, en postura invertida y en postura de relajación. Normalmente mi profesora nos hace practicar las posturas invertidas después de las posturas de pie o al final de la clase, justo antes de la postura final de relajación. Cada profesor de yoga tiene sus propias interpretaciones y variaciones sobre las posturas, así que es posible que su profesor siga una distinta secuencia de posturas, se centre sólo en unas cuantas posturas en cada clase o practique los ejercicios de respiración después de las posturas. Lo importante es que haga lo que sea beneficioso para usted.

Las series de Salutación al Sol (págs. 162-168) pueden constituir un trabajo completo por sí mismas, así que quizás prefiera practicarlas por separado, después del calentamiento.

Mientras realice los ejercicios, no olvide que los beneficios del yoga se obtienen a través de respiración y movimientos lentos y pausados, así como del descanso. Tómese un minuto para descansar entre cada postura para dejar que su cuerpo se equilibre por sí solo. Si usted es como la mayoría de la gente y está acostumbrado a apresurarse siempre para su próxima cita, a saltar arriba y abajo en las clases de aerobic o a correr alrededor de una pista, reducir el ritmo le resultará una tarea difícil.

La mejor manera de establecer una disciplina para el yoga es guardarse de diez a treinta minutos del día o de la noche. Hay personas que prefieren practicarlo pronto por la mañana o antes de que salga el sol. A mí me gusta hacerlo entre las nueve y las diez de la mañana porque me ayuda a despertarme o bien al final del día para compensar todas las horas que me he pasado sentada frente al ordenador. Encuentre el momento y lugar más adecuado para usted.

He confeccionado una lista de las posturas por categoría por motivos de organización pero para crear su programa ideal no tendrá que practicarlas necesariamente en el orden en que están enumeradas. Una vez haya realizado los ejercicios de respiración y de calentamiento, podrá seleccionar una sesión de ejercicios de 5-

10, 10-15, 15-20, 20-30 o 30-40 minutos en la (pág. 170-174). Usted mismo podrá inventarse sus propios programas según los criterios mencionados al principio de la página.

Al final del libro (págs. 175 y ss.), he incluido una lista de las posturas que le ayudarán a prepararse para distintas actividades físicas y deportes, así como posturas para practicar según los estados de salud y también posturas que benefician zonas específicas del cuerpo.

BENEFICIOS DE LAS POSTURAS

La tabla siguiente describe los beneficios generales de las distintas posturas de yoga.

CÓMO ACTÚAN EN EL CUERPO

Abdominales

- Las posturas que fortalecen los músculos abdominales y de la zona lumbar ayudan a mantener la pelvis en su posición neutral y mejoran la postura. Las posturas que masajean el abdomen mejoran la digestión y la absorción de nutrientes del sistema digestivo.

Torsiones hacia delante y hacia atrás

- Las torsiones hacia atrás son posturas energéticas que aumentan la flexibilidad de la columna inferior, abren la parte frontal del cuerpo y aumentan la circulación y la respiración.

- Las torsiones hacia adelante son posturas relajantes que ayudan a tonificar y masajear los órganos internos, fortalecen y estiran la columna y calman la mente.

Invertidas

- Las posturas invertidas compensan nuestra posición normal erguida y los efectos de la gravedad. Dichas posturas aumentan el flujo sanguíneo al cerebro, activan las glándulas pituitaria y pineal, ambas estimulantes del funcionamiento del sistema endocrino. Las posturas invertidas también alivian las piernas hinchadas.

Tumbadas (Boca arriba y Boca abajo)

- Las posturas boca arriba y boca abajo relajan la mente y el cuerpo y ayudan a mejorar el control de la respiración. Muchas posturas boca abajo incluyen torsiones hacia atrás, lo cual fortalece y mejora la flexibilidad de la columna. Las posturas boca arriba estiran y fortalecen la espalda y las caderas.

Relajantes
- Las posturas relajantes permiten que el cuerpo se equilibre y descanse después del movimiento.

Sentadas y de rodillas
- Las posturas sentadas y de rodillas son ideales para la meditación porque relajan la mente, calman el sistema nervioso y mejoran el control de la respiración. Dichas posturas también fortalecen la zona lumbar y del sacro, hacen flexibles las piernas y las caderas y proporcionan equilibrio y estabilidad.

De pie
- Las posturas de pie fortalecen las piernas, los tobillos, los pies, las caderas y los músculos abdominales; desarrollan el equilibrio, la coordinación y la resistencia y mejoran el alineamiento, la circulación y la respiración.

Torsiones
- Las torsiones de la columna ayudan a regular los movimientos peristálticos de los intestinos, mejoran la digestión, aumentan la flexibilidad de la columna y estimulan los órganos internos.

EL LENGUAJE DEL YOGA

Uno de los principales beneficios del yoga es conseguir y mantener un alineamiento correcto. Más adelante, he descrito cuál es el alineamiento adecuado para cada parte del cuerpo durante las diferentes posturas.

Tómese tiempo para leer atentamente este apartado e intente visualizar cómo es su cuerpo y cómo se siente cuando está en alineamiento. Además, familiarizarse con los términos del yoga que he definido hará que las posturas sean más fáciles de seguir.

Cuando las instrucciones...

Dicen	**Significa**
Dóblense las caderas	En los giros hacia adelante el objetivo es doblar desde las caderas, no desde la mitad de la espalda. Se trata de mantener el alineamiento de la columna durante la postura y centrar la energía en la relajación de las articulaciones de la columna de forma que el cuerpo se doble hacia adelante sin que se curve la espalda (Véase ilustración).

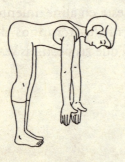 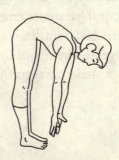

Correcto   **Incorrecto**

Intégrese en la postura

Esto implica aumentar el nivel de intensidad (es decir, estirar más profundamente), u obligarse a mantener la postura un poco más de lo que se cree poder. La respiración le ayudará a relajar su cuerpo y centrar su mente para lograr mantenerla.

Alineamiento de la cabeza

El mantenimiento de un alineamiento correcto de la columna va desde la coronilla hasta el hueso sacro incluyendo la zona central. Si coloca la mano detrás del cuello y balancea la cabeza hacia detrás y hacia adelante, sentirá cómo la parte posterior del cuello se arquea y se endereza. Se trata de que la parte superior de la columna se yerga desde la zona de los hombros hasta la base de la cabeza, que descansará encima, con los ojos mirando al frente. Si puede visualizar a alguien que sostiene un hilo que recorre su columna y sale por la cabeza, experimentará lo que es el alineamiento correcto de la cabeza. La barbilla no debe sobresalir ni estar perfectamente paralela con el suelo sino que estará ligeramente oculta. Cuando practique el alineamiento, podrá sentir cómo se endereza la parte posterior de su espalda y la cabeza adopta su posición óptima.

Caderas alineadas

Mantener la pelvis en línea recta significa que cuando se mueva, las dos caderas deberán estar alineadas mutuamente en los planos vertical y horizontal. Por ejemplo, cuando realice la postura del árbol (pág. 95-97), doblará una pierna mientras se mantiene en equilibrio con la otra. El truco para mantener dicho equilibrio es tener el cuerpo en el alineamiento correcto. Las dos caderas deben mirar al frente, alineadas con el torso y los hombros y a la misma distancia del suelo (lo que significa que ninguna cadera está más elevada que la otra). Lo mismo ocurre con la postura del gato (pág. 131). Al extender el brazo y la pierna, intentando mantener el equilibrio, asegúrese de que no gira la pelvis para sostener la pierna. Las dos caderas deben mirar al suelo y a la misma distancia. Para mantener las caderas en línea recta, una amiga mía se imagina que son faros de coche (es decir, que los haces de luz nunca se cruzan, siempre están paralelos.)

Mantener la postura de tres a seis segundos	Manténgase en la postura mientras se concentra en su respiración. Una respiración consta de una inspiración y una espiración.
De pie	Manténgase erguido, levantando la columna desde la pelvis como si un hilo saliera de la coronilla hacia el cielo. Apunte el hueso sacro hacia abajo. Tense los músculos abdominales para lograr que la pelvis adquiera su postura correcta. Relaje los hombros hacia abajo, lejos de las orejas y mantenga los omoplatos contra su espalda. Relaje los brazos y deje que cuelguen a los lados. Relaje los músculos de las nalgas. Tense los muslos, y doble ligeramente las piernas. No bloquee las rodillas. Los dedos de los pies deben estar separados y los pies fir-

memente clavados al suelo
(Véase la postura de la montaña en la pág. 90) (Véase
también la ilustración).

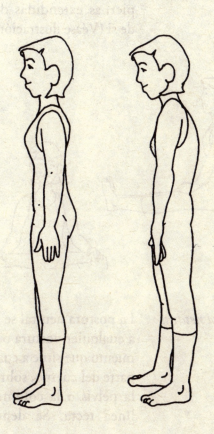

Sentada

Mantenga la misma postura que si estuviera de pie pero sentada con las piernas cruzadas en el suelo o con las piernas extendidas delante de si (Véase ilustración).

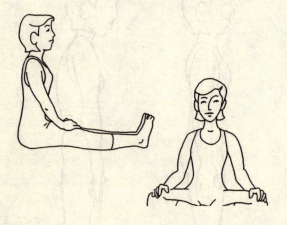

Postura neutral

La postura neutral se refiere a cualquier postura o movimiento que sitúe a cualquier parte del cuerpo, sobre todo la pelvis o la columna, en línea recta. Se denomina "neutral" porque mantener el cuerpo en esta postura requiere menos energía y permite movimientos más libres y efectivos.

Piernas rectas

Las piernas rectas sostienen el peso del cuerpo con fuerza y equilibrio. Un error corriente es bloquear las piernas cuando estamos de pie. Si contrae los músculos de los muslos y dobla ligeramente las piernas, podrá enderezarlas sin bloquear las rodillas y sentirá cómo los músculos de éstas aguantan su peso.

El paso siguiente es separar los dedos de los pies y clavarlos en el suelo levantando el peso del centro de los pies.

Hombros hacia abajo

En posturas en las que coloca los brazos por encima de la

cabeza, como la postura de la media luna (pág. 92), es importante mantener la parte superior de la espalda en línea recta. Un error corriente es encoger los hombros al levantar los brazos. Igual que en otras posturas, el alineamiento correcto le permitirá obtener el máximo beneficio de los estiramientos. Si mantiene los hombros hacia abajo, lejos de las orejas, y los omoplatos planos contra la espalda, logrará liberar sus brazos para estirarlos por encima de la cabeza. (Véase ilustración).

Levante la columna desde la pelvis

Alargue la columna desde la zona lumbar y estire los lados del torso, levantando el cuerpo hacia arriba.

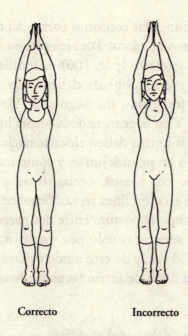

| Correcto | Incorrecto |

DEFINICIÓN DE LOS TÉRMINOS

Alineamiento

- La mayor dificultad del yoga es mantener el alineamiento en todo el cuerpo al realizar las posturas. Además del alineamiento de la columna, el cuerpo debe estar alineado en el espacio. Es decir, las partes del cuerpo deben estar alineadas con otras partes del cuerpo y en el mismo plano. Por ejemplo, en la postura del guerrero (pág. 106), la rodilla y el pie de la pierna doblada deben estar en línea recta formando un ángulo de 90º con el suelo. Y en la postura de la media luna (pág. 92), los brazos deben elevarse hacia la cabeza, con las palmas juntas y apuntando hacia arriba. Los brazos, orejas, torso y piernas deben estar en línea recta. Visualice que está realizando la postura entre dos paredes invisibles separadas sólo por una distancia de unos 30 cm. y de este modo evitará echar la cabeza hacia delante o las nalgas hacia atrás.

Barriga
• La zona debajo del ombligo.

Contrapostura
• Es una postura que proporciona un estiramiento en la dirección opuesta de la postura anterior. Las contraposturas de la espalda son importantes para desarrollar la fuerza y la flexibilidad de forma equilibrada. Por ejemplo, si practica una postura como la cobra que arquea su espalda, con-

tinúe con una postura como el niño o cabeza en las rodillas que la redondea.

Tensar

- Es la suave contracción de los músculos (como la pierna o los abdominales) durante una postura. Proporciona apoyo, ayuda a lograr la postura y mantiene las partes del cuerpo integradas en la postura.

Precalentar

- Estirar y aflojar suavemente los músculos.

Masajear

- Muchas posturas "masajean" los órganos internos. Masajear significa que la respiración y los movimientos de la postura estimulan los órganos, aumentan el flujo sanguíneo de la zona y mejoran su funcionamiento.

Columna neutral

- Véase "Postura de pie".

Abrir

- Se produce una "apertura" del cuerpo cuando un músculo o zona se expande, estira o libera.

Posturas

- Son las posiciones del ejercicio de yoga. También llamadas asanas.

Boca abajo

- Tumbado sobre el estómago.

Liberar

- Soltar la rigidez o las tensiones. Cuando nos doblamos o nos estiramos, es conveniente visualizar la zona tensa que se libera o deja ir. Centrar la respiración en la zona tensa ayuda. Liberarse también significa soltar pensamientos negativos como "No puedo realizar esta postura".

Boca arriba

- Tumbado sobre la espalda.

6. Las posturas

TODA UNA VIDA DE YOGA

Hay cientos (algunos dicen miles) de posturas de yoga, así que serán suficientes para mantenerlo ocupado durante toda una vida de práctica. Su profesor podrá ayudarle a seleccionar una combinación de posturas para practicar en casa y hay una lista de ejercicios al final del libro (págs.170 y ss.).

Un profesor de yoga titulado, con más de veinticinco años de experiencia en la enseñanza, ha revisado todos los ejercicios de respiración, calentamiento y posturas para garantizar su precisión y seguridad.

Algunas de las posturas que aquí se presentan pueden ser ligeramente distintas de lo que haya visto en otros libros o aprendido en clase. Después de unas cuantas clases, se dará cuenta de que cada profesor (y estudiante) aporta su propio estilo y sus variaciones a cada postura.

He intentado describir las posturas en sus formas más sencillas para dejarle margen para que efectúe sus propias adaptaciones. No he incluido posiciones de cabeza porque pueden ser peligrosas para alumnos principiantes o de nivel intermedio y sólo deberán practicarlas alumnos avanzados bajo la vigilancia y supervisión de un profesor experimentado. También observarán que, con el fin de mantener el ejercicio seguro y sencillo, no recomiendo en mis instrucciones arquear la espalda o el cuello en las posturas de giro hacia atrás.

Espero que este libro haya contribuido a disipar algunos mitos sobre el yoga y le haya ayudado a iniciarse en su propia práctica del yoga. Tómese su tiempo, diviértase y siga doblándose.

CÓMO SEGUIR LAS INSTRUCCIONES

Una vez haya leído la primera parte del libro y esté listo para empezar los ejercicios, sería conveniente que examinara atentamente las instrucciones de cada postura y repasara el vocabulario del yoga para prepararse mentalmente para la práctica. Todas las posturas de este apartado siguen el mismo formato de fácil utilización:

Nombre de la postura

En algunos casos, he añadido también el nombre de las posturas en sánscrito. Dado que todo el mundo que enseña y estudia yoga hace de su práctica una experiencia única, adaptando estilos o creando variaciones, es frecuente ver la misma postura denominada y practicada de forma distinta según de dónde proceda.

Beneficios:

Este apartado resume brevemente los principales beneficios físicos y mentales que cada postura aporta.

Instrucciones:

Lea cada paso atentamente antes de practicar una postura utilizando las ilustraciones como guía. Las ilustraciones pretenden mostrar la esencia de la postura, así que para detalles más precisos sobre colocación y respiración, siga las instrucciones escritas. Si tiene problemas o no sabe cómo realizar una postura, pídale a su profesor que se la muestre. A menos que se indique lo contrario, cuando en las instrucciones se habla de respirar se entiende respirar normalmente, inspirando y espirando libremente. A medida que vaya cogiendo experiencia, su profesor podrá mostrarle cómo integrarse en una postura respirando más lenta y profundamente.

Comentarios:

Este apartado le suministra información adicional sobre la postura o variaciones de la postura. Como norma general, también he indicado en qué parte del cuerpo se notará el estiramiento al realizar la postura. Debido a que las experiencias del yoga son distintas en cada persona, es posible que sienta estiramientos, tensiones u otras sensaciones que no estén en la lista.

Dificultad:

Todas las posturas están calificadas como I (posturas sencillas) o II (posturas más complicadas). Se trata solamente de una guía. El cuerpo de cada persona es distinto. Según su experiencia, salud, tipo de cuerpo y forma física, podrá hacer más o menos de lo que describen las instrucciones. Por ejemplo, un principiante puede realizar una postura de nivel II con facilidad y en cambio, un alumno de nivel intermedio puede encontrar difíciles algunas posturas de nivel I. Escuche a su cuerpo para determinar en qué posturas se siente cómodo. Una Dificultad I & II significa que la postura es apropiada para ambos niveles. Recuerde que el yoga no es una competición. Hasta los alumnos más aventajados se benefician de practicar posturas del nivel I y una práctica perfecta incluirá posturas de ambos niveles.

Precauciones:

Este apartado indica los estados de salud que pueden agravarse por la postura. Si está tomando medicación o tiene la tensión alta, dolores de espalda o cuello, problemas cardíacos, sufre de vértigo o está embarazada, pídale a su médico y a su profesor que le ayuden a determinar las posturas más seguras para usted. Cuanta más información tenga su médico sobre su salud, más le podrá ayudar a encontrar las posturas más beneficiosas para sus necesidades. La mejor forma de prevenir lesiones es escuchando a su cuerpo y haciendo solamente lo que le vaya bien.

POSTURAS (ASANAS)

Calentamientos

Rotación de los hombros
Estiramiento del cuello
Estiramiento del pie
Elevación de brazos
Estiramiento del brazo

Posturas de pie

La montaña
La media luna
El dios de la danza
El árbol
El triángulo
El abrazo de la rodilla
La cigüeña
El guerrero
El águila

Posturas sentadas

El estiramiento del brazo
La mariposa
La pinza
La media torsión espinal
La flexión lateral hacia las piernas
La cabeza en las rodillas

Posturas de rodillas
El rayo
La paloma
La expansión del pecho
La cara de vaca
El gato y el perro

Posturas tumbadas (boca arriba y boca abajo)
El levantamiento de piernas
Las rodillas al pecho
La torsión sobre la espalda
El puente
El pez
El saltamontes y el medio saltamontes
La cobra

Posturas invertidas
El arado
El gesto invertido

Posturas de relajación
El niño
La relajación

Series
Salutación al sol

CALENTAMIENTOS

Como ya he indicado en la pág. 54, su práctica del yoga consistirá en tres pasos: ejercicios de respiración, ejercicios de calentamiento y posturas. Después de completar unos cuantos ejercicios respiratorios, estos calentamientos le prepararán para las posturas principales.

ROTACIÓN DE LOS HOMBROS

Beneficios: Afloja las articulaciones de los hombros y de la parte superior de la espalda, mejora la postura.

Instrucciones:
1. De pie, inspire, levantando los hombros hacia las orejas.
2. Espire, encogiendo los hombros hacia atrás y luego soltándolos.
3. Repita la postura cinco veces.

Comentarios:
• Mantenga los brazos y el cuello sueltos y relajados.

- Mantenga la columna neutral.
- Sentirá un estiramiento en la base del cuello.

Dificultad: I

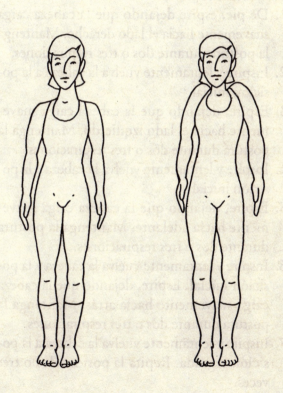

ESTIRAMIENTO DEL CUELLO

Beneficios: Estira los músculos del cuello y reduce la tensión en el cuello.

Instrucciones:
1. De pie, espire dejando que la cabeza caiga suavemente hacia el lado derecho. Mantenga la postura durante dos o tres respiraciones.
2. Inspire y lentamente vuelva la cabeza a la posición inicial.
3. Espire, dejando que la cabeza caiga suavemente hacia el lado izquierdo. Mantenga la postura durante dos o tres respiraciones.
4. Inspire y lentamente vuelva la cabeza a la posición inicial.
5. Espire, dejando que la cabeza caiga suavemente hacia adelante. Mantenga la postura durante dos o tres respiraciones.
6. Inspire y lentamente vuelva la cabeza a la posición inicial. Espire, dejando que la cabeza caiga suavemente hacia atrás. Mantenga la postura durante dos o tres respiraciones.
7. Inspire y lentamente vuelva la cabeza a la posición erguida. Repita la postura dos o tres veces.

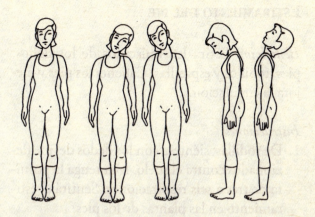

Comentarios:
- Mantenga los hombros relajados y separados de las orejas y los omoplatos contra la espalda.
- Mantenga los brazos relajados.
- Sentirá un estiramiento en la parte lateral, frontal y posterior del cuello.

Dificultad: I

Precauciones: Tenga cuidado si tiene problemas de cuello.

Estiramiento del pie

Beneficios: Estira los músculos de los dedos, pies, tobillos y espinillas. Calienta los pies y mejora la circulación.

Instrucciones:
1. De rodillas, siéntese con los dedos del pie flexionados contra el suelo. Mantenga la postura de tres a seis respiraciones. Sentirá el estiramiento en las plantas de los pies.
2. De rodillas, siéntese en los talones con las puntas de los dedos planas contra el suelo. Sentirá el estiramiento en las puntas de los pies y en las espinillas.
3. Con la mano izquierda, levante la rodilla izquierda del suelo hasta que sienta un estiramiento en la punta del pie izquierdo. Mantenga la postura de tres a seis respiraciones.
4. Repita con el lado contrario.

Comentarios: Practique esta postura con suavidad. Es sencilla pero proporciona un profundo estiramiento.

Dificultad: I

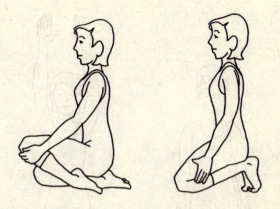

Precauciones: Tenga cuidado si tiene problemas de rodilla.

ELEVACIÓN DE BRAZOS

Beneficios: Afloja las articulaciones de los hombros y estira la parte superior de la espalda.

Instrucciones:
1. De pie, inspire y extienda los brazos en dirección al techo.
2. Espire, deje que los hombros vuelvan a la posición normal y deje caer los brazos a los lados.
3. Repita la postura cinco veces.

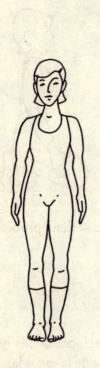
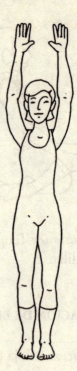

Comentarios:
- Mantenga en línea recta la cabeza, con los ojos mirando al frente.
- Sentirá un estiramiento en los omoplatos.

Dificultad: I

ESTIRAMIENTO DEL BRAZO

Beneficios: Estira y fortalece los brazos y las muñecas.

Instrucciones:

1. De rodillas, mirando al suelo, avance hacia adelante y coloque las manos en el suelo en frente de si en línea recta con los hombros. Mantenga los dedos separados y apuntando hacia adelante.

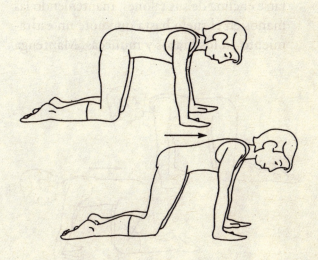

2. Lentamente, haga avanzar los brazos hasta que sienta un estiramiento en la parte frontal y posterior de las muñecas. Mantenga esta postura durante dos o tres respiraciones.

3. Vuelva a la posición original. Repita la postura tres veces.

4. Cambie la dirección de las manos de forma que la parte interior de las muñecas mire hacia adelante y las puntas de los dedos apunten a las rodillas.

5. Lentamente, retírese hacia atrás empujando las caderas hacia los pies como si fuera a sentarse encima de sus talones, manteniendo las manos en el suelo hasta que note un estiramiento en los brazos y muñecas. Mantenga

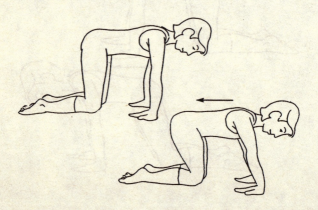

la postura durante dos o tres respiraciones. Repita la postura tres veces.

6. Compense este estiramiento sacudiéndose las manos para aflojar las muñecas.

Comentarios:

- Se trata de un excelente ejercicio para usuarios de ordenador.
- Sentirá un estiramiento en las muñecas, brazos y en la parte superior de las manos.

Dificultad: I

POSTURAS DE PIE
LA MONTAÑA (TADASANA)

La postura de la Montaña, uno de los ejercicios básicos del yoga, es la base de muchas otras posturas porque establece las normas del alineamiento de la columna. Una vez comprendido lo que significa el correcto alineamiento, podrá aplicarse este conocimiento a otras posturas y a actividades de la vida diaria.

Beneficios: Fortalece las piernas y los músculos abdominales, mejora el equilibrio y la coordinación.

Instrucciones:
1. Colóquese de pie con las piernas juntas, los tobillos y los pies deben tocarse.
2. Tense los músculos de los muslos y doble ligeramente las rótulas. No bloquee las rodillas.
3. Tense suavemente los músculos abdominales, y dirija el hueso sacro hacia abajo. (Observe cómo las puntas de las caderas adoptan una postura neutral hacia atrás) Relaje los músculos de las nalgas.
4. Deje que los brazos y los hombros cuelguen hacia los lados, levante ligeramente el pecho y los omoplatos contra la espalda.

5. Mantenga la cabeza en línea recta con los ojos mirando al frente.
6. Mantenga la postura de tres a seis respiraciones.

Comentarios:
- Mantenga la pelvis en posición neutral.
- Separe los dedos del pie para apoyarse mejor.
- Mantenga el cuello, los hombros y los brazos relajados.
- Visualice la columna como recta y larga, como si alguien estirara de un hilo desde su coronilla.
- Sentirá esta postura en los múscu-los abdominales, pies, piernas, zona lumbar y pecho.

Dificultad: I

Precauciones: Las posturas de pie son agotadoras y a veces provocan mareos. Para compensar este efecto, debe respirar continuamente. Si así no logra aliviar su mareo, agáchese, siéntese o túmbese en el suelo en la postura de relajación (pág. 160) y descanse hasta que se sienta mejor.

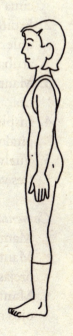

La media luna (Ardha-chandrasana)

Beneficios: Estira y alarga el torso, aumenta la flexibilidad de la columna, afloja las piernas y las caderas, masajea el hígado y el bazo y estimula la digestión.

Instrucciones:
1. De pie, inspire levantando los brazos por encima de la cabeza con las palmas juntas.
2. Espire, girando y estirándose hacia el lado izquierdo con las puntas de los dedos hacia arriba y hacia la izquierda.
3. Mantenga la postura de tres a seis respiraciones.
4. Inspire, volviendo a la postura original. Repítalo hacia el otro lado.
5. Vuelva a la postura original. Repítalo dos o tres veces.

Comentarios:
- Mantenga las caderas alineadas.
- Mantenga los brazos al mismo nivel que las orejas.
- Mantenga la cabeza en línea recta con los ojos mirando al frente.

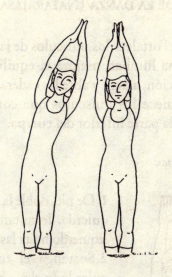

- Mantenga los hombros hacia abajo, lejos de las orejas y relajados.
- Sentirá un estiramiento en los laterales del torso, en los pies, piernas, músculos abdominales y espalda.

Dificultad: I

Precauciones:
- Puede provocar mareos.
- Tenga cuidado si sufre problemas de espalda.

El dios de la danza (Natarajasana)

Beneficios: Fortalece los músculos de las piernas, pies y zona lumbar, mejora el equilibrio y la concentración, alarga y abre las caderas y la pelvis y fortalece los músculos que conectan el torso con la parte inferior del cuerpo.

Instrucciones:

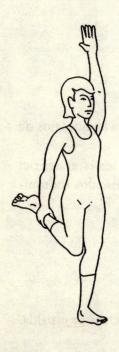

1. De pie, doble la rodilla izquierda, levantando el pie izquierdo hasta las nalgas.
2. Sostenga el tobillo izquierdo (o el pie izquierdo) con la mano izquierda. Levante la mano derecha y mantenga el equilibrio con el pie derecho.
3. Mantenga la postura de tres a seis respiraciones. Repita con el otro lado.
4. Vuelva a la postura original. Repita la postura dos o tres veces.

Comentarios:

- Fije los ojos en un punto para ayudar a mantener el equilibrio.
- Si pierde el equilibrio, quédese cerca de la pared.
- Mantenga los dedos del pie de pie hacia adelante con el pie plano en el suelo.
- Relaje los músculos del estómago y respire con normalidad.
- Sentirá un estiramiento en el muslo de la pierna levantada.
- Si efectúa una respiración completa Ujjayi, se mantendrá centrado y equilibrado.

Dificultad: II

Precauciones: Tenga cuidado si sufre problemas de espalda o de pie.

EL ÁRBOL (VRKSASANA)

Beneficios: Fortalece las piernas y los tobillos, abre las caderas y mejora el equilibrio, la coordinación y la concentración.

Instrucciones:

1. Empiece de pie.
2. Doble la rodilla izquierda, coja el pie izquierdo con las manos y descanse la parte izquierda del pie izquierdo en la parte superior del muslo de la pierna derecha. (Si le parece muy difícil, coloque la planta del pie izquierdo en la parte interior del muslo superior de la pierna derecha.)
3. Levante los brazos por encima de la cabeza con las palmas juntas.
4. Mantenga esta postura de tres a seis respiraciones.
5. Repita por el lado contrario. Vuelva a la postura original. Repita la postura dos o tres veces.

Comentarios:

- Mantenga los brazos rectos.
- Si tiene problemas con el paso 2, mantenga el pie lo más cerca posible a la posición con la mano opuesta.
- Fije los ojos en un punto frente a usted para mejorar el equilibrio.
- Manténgase cerca de la pared si pierde el equilibrio.

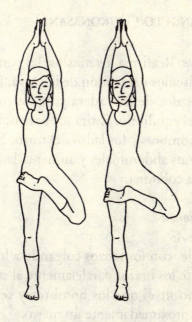

- Relaje los músculos del estómago.
- Sentirá un estiramiento en la cadera, muslo, rodilla de la pierna doblada y en los tobillos.

Dificultad: I & II

Precauciones:
- Puede provocar mareos.
- Tenga cuidado si sufre problemas de rodilla o tobillo.

El triángulo (Trikonasana)

Beneficios: Reafirma los muslos, las pantorrillas y los músculos del tendón de la corva, fortalece los músculos de las cadera y de los tobillos y mejora el equilibrio. Estira los brazos, la espalda, los hombros y los lados del torso. Estimula los órganos abdominales y aumenta la flexibilidad de la columna.

Instrucciones:
Variante A:
1. De pie, con los brazos colgando a los lados, levante los brazos paralelamente al suelo y al mismo nivel que los hombros y separe los pies aproximadamente un metro.
2. Gire el pie izquierdo de manera que apunte en la misma dirección que la mano izquierda y el talón del pie izquierdo esté perpendicular al arco del pie derecho. Gire el pie derecho 30° hacia la izquierda.
3. Coloque las caderas hacia adelante. Inspire.
4. Espire y lentamente dóblese hacia el lado izquierdo hasta que las puntas de los dedos de la mano izquierda toquen al suelo por la parte interior del pie izquierdo.

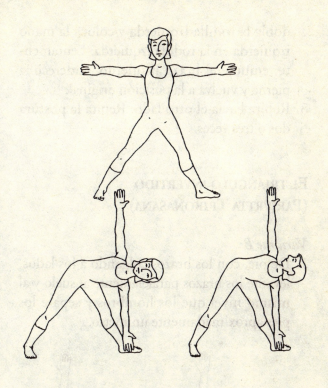

5. El brazo derecho debe estar vertical con los dedos apuntando al techo.
6. Gire la cabeza de forma que los ojos se fijen en la mano levantada. Mantenga la postura de tres a seis respiraciones.
7. Para deshacer la postura, inspire mientras coloca la mano derecha en la cadera derecha,

dobla la rodilla izquierda y coloca la mano izquierda en la rodilla izquierda. Lentamente, empuje el brazo izquierdo, enderece la pierna y vuelva a la posición original.

8. Repita hacia el otro lado. Repita la postura dos o tres veces.

EL TRIÁNGULO INVERTIDO (PARIVRTTA TRIKONASANA)

Variante B:

1. De pie, con los brazos colgando a los lados, levante los brazos paralelamente al suelo y al mismo nivel que los hombros y separe los pies aproximadamente un metro.

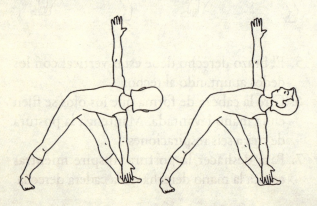

2. Gire el pie izquierdo hacia fuera, de forma que apunte en la misma dirección que la mano izquierda y el talón del pie izquierdo esté perpendicular al arco del pie derecho. Gire el pie derecho 30° hacia la izquierda.

3. Inspirando, levante la columna desde la pelvis y apoye todo el peso en la pierna izquierda.

4. En esta posición, espire y gire las caderas y realice un movimiento de rotación, llevando la mano derecha al pie izquierdo o tobillo. El brazo izquierdo debe apuntar al techo. Gire la cabeza de forma que los ojos se dirijan al brazo levantado. Mantenga la postura de tres a seis respiraciones.

5. Abandone la postura lentamente descansando las manos en el suelo, delante de usted y girando el pie izquierdo hacia adentro. Inspire mientras dobla las piernas y con las manos apoyadas en la zona lumbar, incorpórese. Repita hacia el otro lado. Repita la postura de dos a tres veces.

Comentarios:
- Mantenga las caderas en línea recta.
- Vaya despacio y no se olvide de ir respirando.

- Si puede, mantenga las piernas rectas y, si no puede tocar el suelo en el paso 4, llegue lo más lejos posible.
- Si inspira lenta y regularmente mientras deshace la postura, reducirá el mareo.
- Si siente que pierde el equilibrio, apóyese en una pared.
- Sentirá un estiramiento en los lados del torso, en la parte baja de la espalda y en las rodillas.

Dificultad: II

Precauciones: Tenga cuidado si sufre problemas de espalda.

EL ABRAZO DE LA RODILLA (PAVANMUKTASANA)

Beneficios: Fortalece la zona lumbar, las caderas, la columna y las piernas y mejora el equilibrio, la postura y la concentración.

Instrucciones:
1. De pie, levante la rodilla derecha y rodee la pierna con las manos entrelazadas, acercándola al cuerpo en un suave abrazo.

2. Mantenga la postura de tres a seis respiraciones. Libere la pierna con una espiración.
3. Repita con el otro lado. Repita la postura de dos a tres veces.

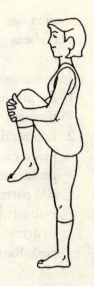

Comentarios:
- Relaje la pierna y el tobillo de la pierna levantada.
- Mantenga los hombros hacia abajo y la columna en una postura neutral.
- Sentirá un estiramiento en la zona lumbar y en los hombros.

Dificultad: I

Precauciones: Tenga cuidado si tiene problemas de rodilla o de espalda.

LA CIGÜEÑA (PADAHASTASANA)

Beneficios:
Afloja los tendones de la corva, fortalece las piernas, masajea los órganos pélvicos, calma el

sistema nervioso y aumenta el flujo de la sangre a la cabeza y cara. Estira y fortalece la columna.

Instrucciones:

1. De pie, inspire y doble las rodillas varios centímetros.

2. Espire, doble las caderas y coloque el estómago en la parte superior de los muslos y el pecho cerca de las rodillas. Sujete los tobillos o la parte baja de las piernas con las manos y esconda los codos detrás de las pantorrillas (o detrás de las rodillas si tiene los brazos largos). Relaje la cabeza y déjela colgando.

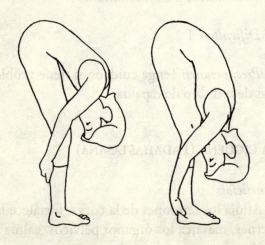

3. Siga respirando.
4. Lentamente, a cada espiración, saque el hueso sacro hacia afuera e intente enderezar las piernas, manteniendo el estómago y el pecho en los muslos.
5. Mantenga la postura de tres a seis respiraciones.
6. Abandone la postura lentamente. Toque el suelo con las manos. Con una inspiración, doble las rodillas ligeramente y deslice las manos de los tobillos a las rodillas. Descanse las manos en la parte superior de las rodillas y espire. Inspire, deslizando las manos por los muslos hasta las caderas. Baje el hueso sacro y levante el cuerpo hasta la postura vertical. Repita la postura dos o tres veces.

Comentarios:
- Intente mantener la columna neutral y al doblar, libere las caderas.
- El objetivo es estirar la zona lumbar y los tendones de la corva, así que no se preocupe si no puede estirar las piernas.
- Si mantiene una respiración regular, reducirá la sensación de mareo.
- Sentirá un estiramiento en los tendones de la corva y en la zona lumbar.

Dificultad: II

Precauciones:
- Puede provocar mareo.
- No haga esta postura si le palpitan las sienes cuando se dobla.

EL GUERRERO (VIRASANA)

Beneficios: Fortalece la espalda, las piernas, caderas, brazos y hombros, estira la ingle y los músculos de la pierna. Abre el pecho y mejora el equilibrio y la resistencia.

Instrucciones:
1. De pie, con los pies separados aproximadamente un metro, extienda los brazos paralelamente al suelo con las palmas hacia abajo.
2. Gire el pie izquierdo hacia afuera, de modo que apunte en la misma dirección que la mano izquierda y que el talón del pie izquierdo esté perpendicular al arco del pie derecho.

   Cuadre las caderas para que miren hacia adelante. Inspire.

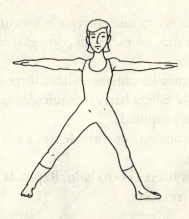

3. Doble la rodilla izquierda y descienda el cuerpo en posición de ataque sobre el pie izquierdo. La rodilla izquierda y el pie deben estar alineados, formando un ángulo de 90º con el suelo.

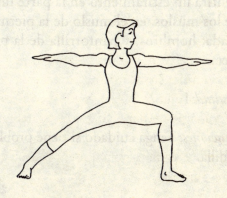

Quizás tenga que corregir la postura, separando más los pies para conseguir el alineamiento.

Mantenga las caderas en línea recta.

4. Gire la cabeza hacia la izquierda, mirando a la mano izquierda.

5. Mantenga esta postura de tres a seis respiraciones.

6. Repita hacia el otro lado. Repita la postura dos o tres veces.

Comentarios:

• Mantenga las caderas y los hombros alineados y mirando hacia adelante.

• Mantenga los brazos y los hombros relajados.

• Sentirá un estiramiento en la parte interna de los muslos, en el muslo de la pierna doblada, hombros, y pantorrilla de la pierna recta.

Dificultad: I

Precauciones: Tenga cuidado si tiene problemas de rodilla.

El águila (Garudasana)

Beneficios: Estira los hombros, fortalece las piernas y tobillos, mejora el equilibrio, la concentración y la coordinación.

Instrucciones:

1. De pie, cruce la pierna derecha sobre la pierna izquierda y esconda el pie derecho detrás de la pantorrilla de la pierna izquierda.

2. Levante los brazos paralelamente al suelo y en línea con los hombros.

3. Abrácese, y sitúe el brazo derecho por encima del brazo izquierdo agarrando los omoplatos.

4. Con el codo derecho descansando sobre el codo izquierdo, coloque en posición vertical el antebrazo derecho.

5. Enrolle el brazo izquierdo alrededor del brazo derecho hasta que agarre la palma derecha con los dedos izquierdos. Los dedos deben apuntar hacia el techo. Mientras inspira, levante los brazos y mire los dedos. Mantenga la postura de tres a seis respiraciones.

6. Espire y suelte los brazos a los lados. Descruce las piernas. Repita hacia el otro lado. Repita la postura dos o tres veces.

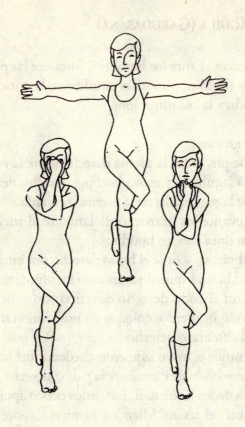

Comentarios:
- Para modificar la postura, empiece de rodillas apoyando en los talones y siga los pasos del dos al seis.

- No arquee la zona lumbar.
- Mantenga la columna neutral tensando los músculos abdominales y apuntando el sacro hacia abajo.
- Sentirá un estiramiento en la zona superior de la espalda, caderas y tobillos.

Dificultad: II

Precauciones: Tenga cuidado si tiene problemas de espalda.

POSTURAS SENTADAS

El estiramiento del brazo (Parvatasana)

Beneficios: Estira los hombros, brazos y parte superior de la espalda.

Instrucciones:

1. De rodillas, o sentado con las piernas cruzadas y los brazos descansando en las piernas, entrelace los dedos enfrente del cuerpo.
2. Inspire, levantando los brazos por encima de la cabeza, con los hombros hacia abajo. Gire las palmas entrelazadas hacia arriba apuntando y estirando hacia el techo.
3. Espire, relaje el estiramiento doblando los brazos y posteriormente liberando los dedos y descendiendo lentamente los brazos a los lados. Repita la postura dos o tres veces.

Comentarios:

- Recomendable para las personas que trabajan con ordenador.
- Los brazos deben estar en línea con las orejas.

- Sentirá un estiramiento en las muñecas y entre los omoplatos.

Dificultad: I

La mariposa (Upavistha Konasana)
Beneficios: Abre y estira la zona de las ingles y mejora la circulación sanguínea y linfática en las piernas.

Instrucciones:
1. Sentado, con las rodillas dobladas y las plantas de los pies tocándose, entrelace los dedos y sujete los pies por la punta de los dedos. Inspire.
2. Espire, levantando las rodillas.

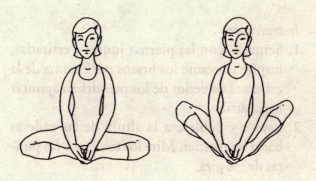

115

3. Inspire, bajando las rodillas hacia el suelo.
4. Repítalo cinco veces.

Comentarios:
- Mantenga la columna neutral.
- Mantenga los lados de los pies contra el suelo.
- Si no puede apoyar las rodillas en el suelo, bájelas lo máximo posible.
- Sentirá un estiramiento en la ingle, en la parte interna de los muslos y en las caderas.

Dificultad: I & II

La pinza (Paschimottanasana)
Beneficios: Alarga la columna, abre la espalda y masajea los órganos internos.

Instrucciones:
1. Sentada, con las piernas juntas y estiradas, inspire y levante los brazos por encima de la cabeza. Los dedos de los pies deben apuntar hacia arriba.
2. Espire y dóblese a la altura de las caderas hacia las piernas. Mire los tobillos o las puntas de los pies.

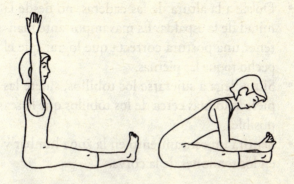

3. Sujete las piernas o los tobillos, manteniendo la columna recta. Manténgase así de tres a seis respiraciones. Si puede, descanse la cabeza en las rodillas.
4. Con cada espiración, intente alejar más las caderas, doblándose más en el estiramiento.
5. Inspire mientras levanta los brazos por encima de la cabeza y vuelva a una postura recta. Espire y suelte los brazos a los lados. Repita la postura dos o tres veces.

Comentarios:
• Mantenga los hombros hacia abajo, lejos de las orejas.
• Mantenga las piernas tensadas.

- Doble a la altura de las caderas, no desde la mitad de la espalda. Es más importante mantener una postura correcta que lograr que el pecho toque las piernas.
- Si no llega a sujetarse los tobillos, sujete las piernas lo más cerca de los tobillos que le sea posible.
- Sentirá un estiramiento en la zona lumbar y en los tendones de la corva.

Dificultad: I & II

Precauciones:
- Puede provocar sensación de mareo.
- Tenga cuidado si tiene problemas de espalda.

La media torsión espinal
(Ardha Matsendrasana)
Beneficios: Recoloca en línea recta las vértebras y proporciona fuerza y flexibilidad a la columna. Masajea los órganos internos y mejora las funciones del hígado y de los riñones así como la digestión. Las torsiones también estiran y fortalecen los brazos, hombros y músculos del cuello.

Instrucciones:

1. Sentado, extienda la pierna izquierda y doble la pierna derecha por encima de la pierna izquierda de modo que el pie derecho descanse contra la cadera izquierda.

2. Mientras inspira y levanta la columna desde la pelvis, sujete la pierna doblada y acérquela a su cuerpo con el brazo izquierdo. Coloque la mano derecha en el suelo detrás de las nalgas para apoyarse, con los dedos hacia detrás.

   (Seguramente, tendrá que levantar los dedos para mantener el contacto con el suelo.)

3. Mientras espira, gire el cuerpo hacia la derecha y mantenga la columna recta y estirada y gire la cabeza hacia su hombro derecho hasta que

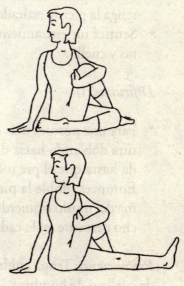

mire detrás de usted. Mantenga la postura de tres a seis respiraciones.

4. Repita la postura hacia el otro lado. Repita la postura dos o tres veces.

Comentarios:
- Siéntese en un cojín pequeño para liberar la tensión de la espalda y las rodillas.
- Si no puede hacer el paso 1, sitúe el pie cerca del muslo o de las rodillas.
- Mantenga la columna recta y estirada. Mantenga la pierna estirada tensada.
- Sentirá un estiramiento en la espalda, caderas y cuello.

Dificultad: II

* Para una postura más difícil, empiece la postura doblando hacia detrás la pierna izquierda hasta que el pie toque la cadera derecha. Entonces, doble la pierna derecha por encima del muslo izquierdo hasta que el pie derecho descanse en la cadera izquierda.

Precauciones: Tenga cuidado si tiene problemas de cuello o de hombros.

La flexión lateral hacia las piernas
(Parsva Upavistha Konasana)

Beneficios: Estira la parte interior de los muslos, los lados del torso, caderas y los músculos pélvicos.

Instrucciones:

1. Siéntese con las piernas estiradas y abiertas (formando una "V"), los pies flexionados y los dedos de los pies apuntando hacia arriba.
2. Levante los brazos mientras inspira.
3. Espire, girando el cuerpo hacia la derecha.

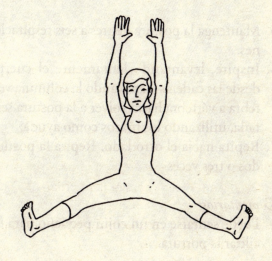

4. Doble en las caderas y extienda el cuerpo hacia la pierna derecha. Descanse los brazos en el suelo o sujete el pie si puede alcanzarlo. Mire al frente, hacia el pie.

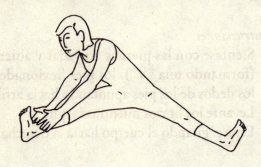

5. Mantenga la postura de tres a seis respiraciones.
6. Inspire, levantando lentamente el cuerpo desde las caderas y apoyando la columna vértebra a vértebra hasta volver a la postura sentada, utilizando los brazos como ayuda.
7. Repita hacia el otro lado. Repita la postura dos o tres veces.

Comentarios:
• Puede sentarse en un cojín pequeño para facilitar la postura.

- Mantenga los hombros relajados y las piernas tensadas.
- Sentirá un estiramiento en los tendones de la corva, en los muslos interiores y en la zona lumbar.

Dificultad: II

Precauciones: Tenga cuidado si tiene problemas de espalda o de cuello.

Cabeza en las rodillas
(Janu Sirsasana)

Beneficios: Estimula los riñones, el hígado y el páncreas, estira y fortalece los músculos de las piernas, estimula la circulación de la sangre a la columna y calma el sistema nervioso.

Instrucciones:
1. Siéntese con la pierna derecha estirada hacia adelante. Doble la pierna izquierda y coloque el pie contra la parte interior del muslo derecho.
2. Inspire, entrelazando los dedos de ambas manos con las palmas hacia el pie derecho.

3. Espire, estirando las manos a lo largo de la pierna derecha hacia su pie derecho en un movimiento hacia adelante al mismo tiempo que flexiona desde las caderas por encima de la pierna derecha.

4. Cuando las manos alcancen el pie, inspire, levantando los brazos hacia arriba con las manos todavía entrelazadas y volviendo a una posición erguida y sentada (las manos entrelazadas estarán por encima de la cabeza, con las palmas hacia arriba). Levante la columna desde la pelvis.

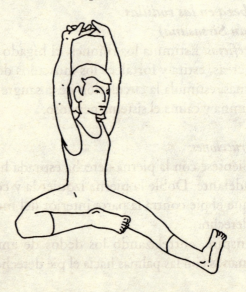

5. Espire, doblando en las caderas y estirando el cuerpo por encima de la pierna derecha. Agarre el tobillo. Mantenga la postura de tres a seis respiraciones.
6. Inspire, deslizando las manos por la pierna derecha y lentamente enderece el torso desde las caderas, vértebra a vértebra, hasta que vuelva a la posición original.
7. Repita el ejercicio con la pierna izquierda estirada y la pierna derecha doblada con el pie descansando contra la pierna izquierda. Repita la postura dos o tres veces.

Comentarios:
- Mantenga la pierna estirada tensada.
- Mantenga la columna neutral tensando los músculos abdominales y dirigiendo el hueso sacro hacia abajo.
- Es mejor mantener una postura correcta y doblarse totalmente o alcanzar el tobillo que alcanzar el tobillo y dejar la espalda encorvada.
- Sentirá un estiramiento en la zona lumbar, en los tendones de la corva y en la parte superior del cuerpo.

Dificultad: II

POSTURAS DE RODILLAS

El rayo (Vajrasana)

Beneficios: Calma la mente y relaja el cuerpo y lo prepara para la meditación, ejercicios de respiración u otras posturas de rodillas.

Instrucciones:

1. Colóquese de rodillas en el suelo con las nalgas entre los pies, los muslos juntos y con la columna recta. Si no puede sentarse entre los pies, siéntese en un cojín pequeño o sobre los talones.

2. Sitúe las manos encima de las rodillas con las palmas hacia abajo.

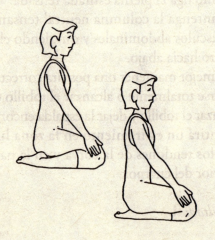

3. Mantenga la postura durante cinco respiraciones.

Comentarios:
• Mantenga la columna neutral tensando los músculos abdominales y dirigiendo el hueso sacro hacia abajo.
• Sentirá un estiramiento en las rodillas, muslos, tobillos y caderas.

Dificultad: I

Precauciones: Tenga cuidado si tiene problemas de rodilla.

La paloma (Rajakapotasana)
Beneficios: Estira y fortalece la columna, las caderas, las ingles y abre el pecho. Las flexiones hacia adelante y hacia detrás masajean las glándulas de la adrenalina y los riñones.

Instrucciones:
1. Siéntese de rodillas con los talones bajo las nalgas y los brazos en el suelo junto a las rodillas. Inspire.

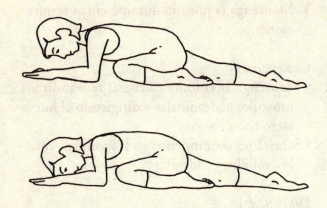

2. Espire, estirando la pierna derecha detrás del cuerpo y con el pecho encima del muslo izquierdo. Apoye la frente en el suelo.

3. Inspire, levantando la parte superior del cuerpo vértebra a vértebra desde la base de la columna. Ayúdese con las manos. Terminará sentado encima del pie izquierdo.

4. Mire al frente con la cabeza en línea recta. Si tiene los brazos cortos, quizás tendrá que estirar los dedos para seguir manteniendo contacto con el suelo.

5. Mantenga la postura de tres a seis respiraciones. Repita hacia el otro lado. Repita la postura dos o tres veces.

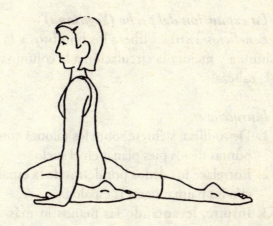

Comentarios:
- Utilice las manos y los brazos sólo como apoyo, no para levantar el cuerpo.
- Mantenga las caderas en línea recta.
- Sentirá un estiramiento en la parte frontal de las caderas y en la zona lumbar.

Dificultad: II

Precauciones: Tenga cuidado si tiene problemas en la zona lumbar.

La expansión del pecho (Yogasana)

Beneficios: Estira y libera los hombros y la columna y mejora la circulación a la columna y a la cabeza.

Instrucciones:

1. De rodillas, siéntese sobre los talones con las puntas de los pies planas en el suelo.
2. Entrelace los dedos por detrás de la espalda, con las palmas hacia la espalda.
3. Inspire, levantando las manos lo más alto posible.
4. Mantenga la postura de tres a seis respiraciones.
5. Espire, dóblese hacia adelante y apoye la cabeza en el suelo.
6. Levante las manos lo más alto posible, esta vez, perpendicularmente al suelo.
7. Mantenga la postura de tres a seis respiraciones. Repita la postura dos o tres veces.

Comentarios:

- Mantenga los hombros hacia abajo, alejados de las orejas.
- Mantenga la columna neutral.
- Sentirá un estiramiento entre los omóplatos.

Dificultad: I

Precauciones: Puede provocar sensación de mareo.

La cara de vaca (Gomukhasana)
Beneficios: Mejora la postura, libera las articulaciones de los hombros y fortalece los músculos de la parte superior del cuerpo y los brazos.

Instrucciones:
1. De rodillas, siéntese sobre los talones y deje los brazos colgando a los lados.
2. Coloque el anverso de la mano derecha en la espalda, entre los omoplatos, y las palmas hacia afuera.
3. Ponga en vertical el brazo izquierdo, dóblelo en el codo e intente sujetar la mano derecha con la mano iz-

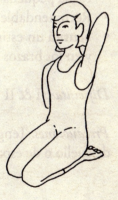

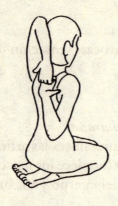

quierda de modo que los dedos se unan por debajo.

4. Mantenga la postura de tres a seis respiraciones.

5. Repítalo por el otro lado. Repita la postura dos o tres veces.

Comentarios:

- No arquee la espalda.
- Mantenga la columna neutral.
- Si no llega a cogerse las manos, utilice una toalla pequeña para hacer el estiramiento.
- Recomendable para usuarios de ordenador.
- Sentirá un estiramiento entre los omoplatos y en los brazos y hombros.

Dificultad: I & II

Precauciones: Tenga cuidado si tiene problemas de cuello o de espalda.

132

El gato (Marjariasana)

Beneficios: Masajea los músculos de la espalda y mejora la flexibilidad de la columna y alivia la tensión de la zona lumbar, calma el sistema nervioso y mejora la circulación. La postura del gato también alisa el estómago, masajea los riñones y ayuda a eliminar la grasa alrededor del hígado. La variante fortalece las articulaciones de la cadera, hombros, parte superior de la espalda y mejora el equilibrio.

Instrucciones:

1. De rodillas, dóblese hacia adelante y coloque las manos en el suelo por debajo de los hombros, con los dedos separados y mirando hacia adelante.

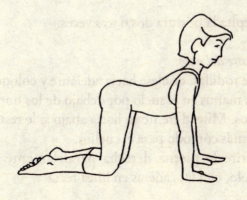

2. Con la inspiración, estire lentamente el hueso sacro hacia arriba arqueando la columna y sacando el estómago hacia el suelo. Mire hacia arriba.

3. Al espirar, invierta la postura arqueándose al revés. Esconda la barbilla en el pecho y redondee la columna metiendo para adentro el hueso sacro, como si un hilo tirara de usted desde la cintura.

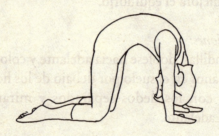

4. Repita la postura dos o tres veces.

Variante del gato:

1. De rodillas, dóblese hacia adelante y coloque las manos en el suelo por debajo de los hombros. Mire al frente (o hacia abajo si le resulta más cómodo para el cuello).

2. Estire la pierna derecha paralelamente al suelo, con las caderas en línea recta.

3. Estire el brazo izquierdo hacia adelante, paralelamente al suelo.
4. Mantenga la postura de tres a seis respiraciones. Vuelva a la posición original de rodillas. Repita el ejercicio con la pierna izquierda y el brazo derecho. Repita la postura dos o tres veces.

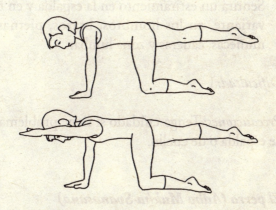

Comentarios:

- Mantenga los hombros hacia abajo y separados de las orejas.
- En la variante, mantenga la columna recta y estirada, con el brazo y la pierna paralelos al suelo. Durante la postura, estire las puntas de los dedos hacia adelante y los dedos del

pie hacia atrás. Mantenga ambas caderas en línea recta con el suelo (es decir, a la misma distancia del suelo).

- Mantenga los ojos fijos en un punto para ayudarle a conservar el equilibrio.
- Respire lenta y profundamente, coordinando la respiración con el movimiento.
- Sentirá un estiramiento en la espalda y en la variante, en los hombros, brazos, piernas, muñecas, caderas y zona lumbar.

Dificultad: I

Precauciones: Tenga cuidado si tiene problemas de espalda o de cuello.

El perro (*Adho Mukha Svanasana*)

Beneficios: Estira la espalda, las piernas, y la parte posterior de los tobillos, abre el pecho, masajea los músculos abdominales y mejora la circulación a la cabeza y rostro.

Instrucciones:
1. De rodillas, coloque las manos en el suelo delante del cuerpo y debajo de los hombros.

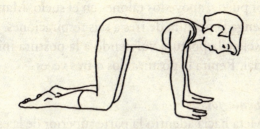

2. Levante las puntas de los pies flexionándolas hacia el suelo. Inspire.
3. Espire, levantando las caderas hacia arriba formando una "V" invertida.
4. Levante el hueso sacro hacia arriba mientras presiona el pecho hacia el suelo. Deje caer la cabeza entre los brazos hacia el suelo.

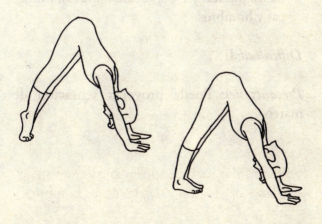

5. Si puede, apoye los talones en el suelo. Mantenga la postura de tres a seis respiraciones.
6. Relaje la postura volviendo a la postura inicial. Repita la postura dos o tres veces.

Comentarios:
- Meta hacia adentro la parte superior de la espalda (tensando el pecho hacia el suelo) para lograr que la espalda esté recta.
- Mantenga los brazos y las piernas rectos y las piernas y los tobillos juntos.
- Si le resulta muy difícil mantener los talones en el suelo, mantenga las puntas de los pies.
- Sentirá un estiramiento en la parte posterior de las piernas y en la espalda, brazos, muñecas y hombros.

Dificultad: II

Precauciones: Puede provocar sensación de mareo.

POSTURAS TUMBADAS
(BOCA ARRIBA Y BOCA ABAJO)

El levantamiento de piernas
(Urdhva Prasarita Padasana)

Beneficios: Fortalece los músculos del abdomen, las piernas y la espalda.

Instrucciones:

1. Túmbese de espaldas en el suelo con las manos a los lados, las palmas hacia abajo y los pies flexionados con las puntas hacia arriba.

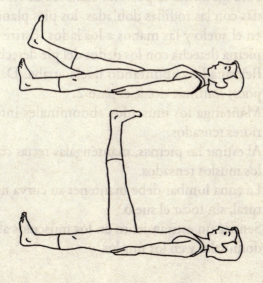

2. Inspire, estirando el talón derecho y levantando la pierna derecha del suelo hasta formar un ángulo recto.
3. Mantenga la postura de tres a seis respiraciones.
4. Espire, descendiendo lentamente la pierna derecha hasta el suelo.
5. Repita con el otro lado, y después haga el mismo ejercicio con un ángulo de 60º y de 30º con cada pierna. Repita la postura dos o tres veces.

Comentarios:

- Para modificar la postura, túmbese de espaldas con las rodillas dobladas, los pies planos en el suelo y las manos a los lados. Estire la pierna derecha con los dedos del pie derecho flexionado y apuntando hacia arriba. Después, continúe desde el paso 2.
- Mantenga los músculos abdominales inferiores tensados.
- Al estirar las piernas, manténgalas rectas con los muslos tensados.
- La zona lumbar debe mantener su curva natural, sin tocar el suelo.
- Sentirá un estiramiento en los músculos abdominales y en los muslos.

Dificultad: II

Precauciones: Tenga cuidado si tiene problemas de espalda.

Las rodillas al pecho (Pavanmuktasana)
Beneficios: Estira la zona lumbar, aumenta la flexibilidad de la columna, masajea los órganos internos y afloja las caderas. Esta postura es esencialmente la misma que la postura del abrazo de la rodilla pero se practica boca arriba.

Instrucciones
Variante A: Rodillas al pecho

1. Túmbese de espaldas con los brazos a los lados.
2. Llévese la pierna derecha al pecho. Sostenga la postura con las manos entrelazadas.

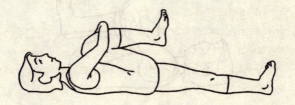

3. Mantenga la pierna izquierda tensada y tocando al suelo, con el pie flexionado hacia arriba.
4. Mantenga la postura de tres a seis respiraciones. Repita con el otro lado. Repita la postura dos o tres veces.
5. Deshaga la postura soltando los brazos y bajando la pierna doblada al suelo.

Variante B: Rodillas al pecho
1. Túmbese de espaldas con los brazos a los lados.
2. Llévese ambas rodillas al pecho.
3. Rodee ambas rodillas con sus brazos y eleve la parte superior del cuerpo y toque las rodillas con la cabeza.
4. Mantenga la postura de tres a seis respiraciones.

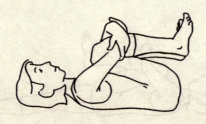

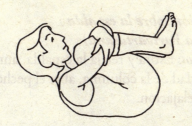

5. Deshaga la postura soltando los brazos, colocándolos a los lados y estirando las piernas hasta la posición inicial. Coloque la cabeza y la parte superior del cuerpo contra el suelo. Repita la postura dos o tres veces.

Comentarios:
- Relaje el cuello y los hombros.
- Esta postura es buena para liberar la tensión en la zona lumbar y para compensar posturas como el puente (pág. 144), el saltamontes (pág. 149) o la cobra (pág. 152).
- Sentirá un estiramiento en la zona lumbar, caderas y muslos.

Dificultad: I & II

Precauciones: Tenga cuidado si tiene problemas de cuello.

La torsión sobre la espalda
(Jathara Parivartasana)

Beneficios: Estira y relaja la espalda, aumenta la flexibilidad de la columna, abre el pecho y favorece la relajación.

Instrucciones:

1. Túmbese de espaldas con las piernas estiradas y los tobillos juntos, los brazos en cruz con las palmas hacia arriba.
2. Doble las rodillas de forma que los pies estén en el suelo a unos 30 cm. de las nalgas. Inspire.
3. Espire, dejando caer las rodillas hacia el lado izquierdo y con los pies en el suelo.
4. Gire la cabeza suavemente hacia el lado derecho.
   Respire de tres a seis veces por el lado derecho del cuerpo.

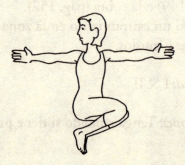

5. Inspire, y vuelva la cabeza y las piernas a la posición inicial. Repita el ejercicio hacia el otro lado. Repita la postura dos o tres veces.

Variante: Torsión sobre la espalda

1. Túmbese de espaldas con las piernas estiradas, los tobillos juntos y los brazos extendidos a los lados con las palmas hacia abajo.
2. Doble la pierna derecha y mantenga el pie derecho en el suelo aproximadamente a unos 30 cm. de las nalgas. Inspire.
3. Espire, apretando la rodilla derecha con la mano izquierda por encima de la pierna izquierda hasta que toque el suelo. Gire la cabeza hacia el lado derecho. Mantenga la pierna recta y tensada.
4. Mantenga la postura de tres a seis respiraciones, respirando por el lado derecho del cuerpo.
5. Inspire y levante la rodilla para volver a la posición inicial.
6. Repita del otro lado. Repita la postura dos o tres veces.

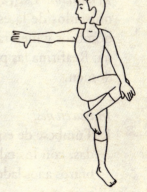

Comentarios:
- Intente mantener los hombros apoyados en el suelo.
- En la variante del ejercicio, mantenga la pierna estirada tensada.
- Sentirá un estiramiento en la espalda y en las caderas.

Dificultad: I & II

Precauciones: Tenga cuidado si tiene problemas en la zona lumbar.

El puente
(Setu Bandhasana)
Beneficios: Estira y fortalece el cuello y los músculos de la espalda, relaja el cuello y los hombros y mejora la flexibilidad de la columna. Reafirma las piernas, muslos, caderas y abdomen.

Instrucciones:
1. Túmbese de espaldas con las rodillas dobladas, con los talones junto a las nalgas y los brazos a los lados.

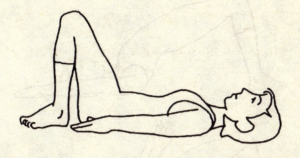

2. Al inspirar, levante las nalgas del suelo y lentamente levante la espalda del suelo, dejando caer el peso en la parte superior de la espalda y hombros al tiempo que levanta los brazos.
3. Continúe hasta que las manos estén encima de la cabeza y apoyadas en el suelo. La barbilla desciende hacia el pecho mientras la parte posterior de su cuello se alarga.
4. Al espirar, vaya apoyando lentamente la espalda en el suelo, vértebra a vértebra desde el extremo superior de la columna.
5. Al mismo tiempo, levante los brazos por encima de la cabeza y bájelos hacia el suelo.
6. Repita la postura de tres a seis veces.

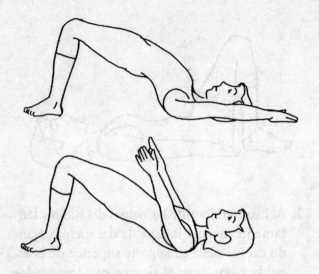

Comentarios:

- Contraiga los glúteos mientras levanta y desciende la espalda hasta el suelo hasta que la parte inferior de ésta toque el suelo.
- Sentirá un estiramiento en los muslos, espalda, cuello y hombros.

Dificultad: I & II

Precauciones:

- Tenga cuidado si sufre problemas en la zona lumbar.

- Algunas mujeres no practican esta postura durante los días de flujo abundante de su período porque la torsión hacia atrás y la inversión cambian la dirección del flujo menstrual.

El pez (Matsyasana)

Beneficios: Estira el cuello y la parte superior y media de la espalda, expande el pecho y aumenta la circulación sanguínea de la columna y el cerebro. Estimula las glándulas tiroides, paratiroides, pituitaria y pineal.

Instrucciones:

1. Túmbese de espaldas con las piernas estiradas y los pies juntos.
2. Coloque las manos debajo de los glúteos con las palmas hacia el suelo y lentamente arquee la espalda y el cuello.
3. Ayúdese con los brazos doblados mientras sigue elevando el pecho hacia arriba. Mantenga las piernas y los glúteos en el suelo.
4. Apoye la coronilla en el suelo. No sostenga el peso con la cabeza o el cuello.
5. Mantenga la postura de dos a tres respiraciones.

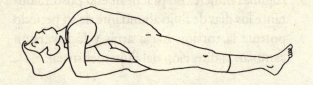

6. Poco a poco enderece la columna y vuelva a la posición de descanso. Utilice los brazos para apoyar la espalda. Repita la postura dos o tres veces.

Comentarios:

- Para modificar esta postura, túmbese de espaldas con las rodillas dobladas y los pies planos contra el suelo. Coloque una manta o dos almohadas debajo de usted, perpendicularmente a la columna y asegúrese de que todo el peso recae sobre los omoplatos. Levante los brazos por encima de la cabeza y apóyelos en el suelo con las palmas hacia arriba.
- No respire demasiado profundamente, practique una respiración normal.
- Mantenga las piernas juntas y tocando el suelo.
- Este ejercicio es recomendable para compensar posturas como el puente o la postura del gesto invertido (págs. 144, 156).

- Compense el ejercicio con la postura de las rodillas al pecho (pág. 139).
- Sentirá un estiramiento en la parte superior de la espalda y el cuello.

Dificultad: II

Precauciones: Tenga cuidado si sufre de problemas en la zona lumbar.

El saltamontes (Salabhasana) y el medio saltamontes (Arhda-salabhasana)

Beneficios: Fortalece la zona lumbar, el abdomen, los muslos y las caderas. La flexión hacia atrás ayuda en la digestión, refuerza el sistema linfático, estimula la glándula de la adrenalina y los riñones y mejora la circulación de la columna.

Instrucciones:
Variante A: Medio saltamontes
1. Túmbese boca abajo, con la barbilla contra el suelo, los brazos a los lados y las palmas hacia abajo.
2. Ponga las manos en forma de puños con el dedo pulgar hacia el suelo. Levante la pierna

derecha hacia arriba. Levante la pierna lo más alto posible manteniéndola estirada y con las caderas en el suelo. Mantenga la postura durante tres respiraciones.

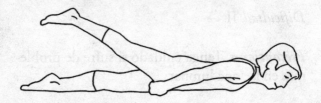

3. Baje la pierna lentamente.
4. Repita el ejercicio con la pierna izquierda. Repita la postura dos o tres veces.

Variante B: Saltamontes
1. Túmbese boca abajo, con la barbilla contra el suelo, los brazos a los lados y las palmas hacia abajo.
2. Levante las dos piernas y extienda los brazos hacia atrás lejos del cuerpo mientras levanta el pecho y los brazos del suelo. Centre los ojos en un punto enfrente de usted. Mantenga la postura durante tres respiraciones.
3. Lentamente, descienda las piernas y los brazos. Repita la postura dos o tres veces.

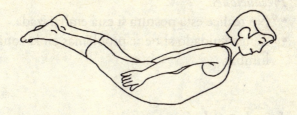

Comentarios:

- Para levantar y bajar las piernas, utilice los músculos de las piernas y los glúteos y no de la zona lumbar.
- Relaje los hombros y la parte superior del cuerpo.
- Presione los huesos de la cadera y del pubis contra el suelo para mantener la columna en una postura neutral. Si le resulta más cómodo, puede colocar las palmas contra el suelo en medio saltamontes en vez de los puños.
- Muchos libros muestran estas posturas con la barbilla en el suelo (véase paso 1). Personalmente, prefiero colocar la frente en el suelo para mantener el cuello relajado.
- Sentirá un estiramiento en la espalda, caderas y muslos y con el saltamontes, en los hombros.

Dificultad: II

Precauciones:

- No realice esta postura si está embarazada.
- Tenga cuidado si tiene problemas en la zona lumbar.

La cobra (Bhujangasana)

Beneficios: Fortalece la espalda, el abdomen, los brazos y hombros. Mejora la flexibilidad de la zona media de la espalda. Mejora la entrada de oxígeno, aumenta la circulación de la columna y mejora la digestión.

Instrucciones:

1. Túmbese boca abajo, con los brazos doblados y escondidos a los lados. Sitúe las manos en el suelo a la altura del pecho con las palmas hacia abajo. Las piernas y los tobillos deberán estar juntos.

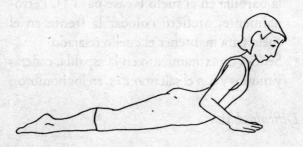

2. Mientras inspira, lentamente levante el pecho del suelo con ayuda de los músculos de mitad de la espalda y manteniendo la cabeza y el cuello derechos. Los brazos no deberán estar estirados ni soportar peso sino escondidos a los lados. Mire al frente.
3. Mantenga la postura de tres a seis respiraciones.
4. Espire, bajando primero los brazos y luego la espalda, vértebra a vértebra desde el extremo inferior de la columna. Repita la postura dos o tres veces.

Comentarios:

- Mantenga los ojos fijos al frente.
- Mantenga los huesos de la cadera y del pubis presionados contra el suelo.
- Mantenga los hombros hacia abajo, los brazos escondidos en los lados y los omoplatos planos contra la espalda.
- Los brazos no deben soportar ningún peso. Debe poder levantar las manos del suelo y mantener la postura.
- Sentirá un estiramiento en la espalda, pecho, hombros y brazos.

Dificultad: II

Precauciones:
- Tenga cuidado si tiene problemas en la zona lumbar.
- No realice esta postura si está embarazada.

POSTURAS INVERTIDAS
El arado (Halasana)
Beneficios: Estira y fortalece los tendones de la corva, el abdomen, los tobillos y los pies. Alivia la rigidez de los hombros y el cuello y aumenta la flexibilidad de la columna. La flexión hacia adelante y la inversión estimulan la tiroides, las glándulas sexuales, el hígado, los riñones y el bazo.

Instrucciones:
1. Túmbese de espaldas.
2. Con los brazos en el suelo y las palmas hacia abajo, lentamente eleve las rodillas hasta el pecho. Con las rodillas dobladas, levante los glúteos y empuje el cuerpo hacia la cabeza estirando las piernas dobladas hasta que las puntas de los pies toquen (o apunten detrás de usted) el suelo detrás de la cabeza.

3. Mantenga la postura durante varios segundos o hasta dos minutos. No trate de respirar profundamente en esta postura. Conserve una respiración normal aunque sea más corta y superficial.

4. Deshaga la postura llevando las rodillas al pecho y lentamente volviendo a la posición supina, vértebra a vértebra, apoyándose con los brazos contra el suelo.

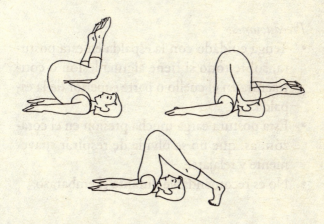

Comentarios:

- Si le resulta más cómodo, puede estirar las piernas totalmente en el paso 2.
- Levante y doble desde las caderas, no desde la mitad de la espalda.

- Si no puede tocar el suelo con los dedos de los pies, coloque una silla detrás de usted y apoye los dedos en la silla.
- En esta postura, no podrá respirar normalmente así que respire suavemente.
- Sentirá un estiramiento en la parte posterior del cuello y de las piernas y en la espalda.

Dificultad: II

Precauciones:
- Tenga cuidado con la espalda en esta postura, sobre todo si tiene alguna lesión o contractura en el cuello o parte superior de la espalda.
- Esta postura carga mucha presión en el corazón, así que no se olvide de respirar suavemente y relajarse.
- No es recomendable durante el embarazo.

El gesto invertido (Viparita Karani)
Beneficios: Ayuda a cambiar la influencia de la gravedad sobre los órganos internos. Aumenta la circulación, fortalece la espalda y el abdomen y estimula la tiroides y las glándulas endocrinas.

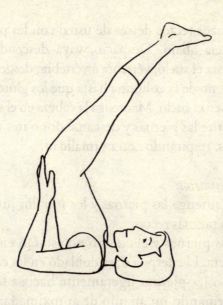

Instrucciones:

1. Túmbese de espaldas.
2. Utilice los brazos para apoyar la espalda y levante las piernas y los glúteos hacia arriba.
3. Los brazos deben apoyarse en el suelo y las palmas sostendrán la zona lumbar.
4. Mantenga la postura hasta 3 minutos, respirando lentamente.
5. Deshaga la postura suave y lentamente (Véanse las instrucciones del arado en la pág. 154). Doble las rodillas hacia el pecho, coloque los

brazos rectos detrás de usted con las palmas hacia abajo. Despacio, vaya descendiendo hasta el suelo, vértebra a vértebra, desde el extremo de la columna hasta que los glúteos toquen el suelo. Mantenga la cabeza en el suelo.

6. Estire las piernas y descanse dos o tres minutos, respirando con normalidad.

Comentarios:

• Mantenga las piernas y los tobillos juntos y las piernas rectas.

• Las piernas y el cuerpo no estarán en línea recta. El cuerpo estará doblado en las caderas con las piernas ligeramente hacia adelante formando un ángulo de aproximadamente 120° con el cuerpo.

• Utilice la postura del puente para compensar (pág. 144).

• Sentirá un estiramiento en la parte superior de la espalda y en el cuello.

Dificultad: II

Precauciones:

• No realice esta postura hasta que le haya instruido un profesor experimentado. La inversión hace presión sobre el corazón y puede crear presión en las orejas y ojos, de modo que debe respirar suavemente.

- Tenga cuidado con el cuello y la cabeza.
- Si tiene algún tipo de problema de corazón, cuello o de presión alta, consulte a su médico antes de practicar esta postura. Algunas mujeres no realizan esta postura durante los días de flujo abundante del período porque la inversión cambia la dirección del flujo menstrual.
- No es recomendable practicar esta postura durante el embarazo.

POSTURAS DE RELAJACIÓN

El niño

Beneficios: Relaja la zona lumbar y el cuello, regula la circulación y reduce el cansancio y la tensión.

Instrucciones:

1. De rodillas, siéntese sobre sus talones.
2. Haga descender el pecho hasta los muslos y después la frente hasta el suelo. Utilice los brazos para apoyar el peso mientras baja.

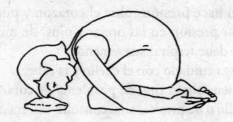

3. Apoye los brazos en el suelo, a lo largo de las piernas y con las palmas hacia arriba. Mantenga la postura de tres a seis respiraciones.

Comentarios:
- Si le resulta más cómodo, puede apoyar la frente en una almohada pequeña.
- Es una buena postura para realizar entre posturas y después de torsiones hacia atrás.

Dificultad: I & II

La relajación (Savasana)

Esta postura también se denomina *la esponja* o *el cadáver*. Debe realizarse al final de cada práctica de yoga durante, al menos, cinco minutos.
Beneficios: Normaliza la circulación de la sangre y la respiración. Ayuda a relajar la mente y meditar.

Instrucciones:

1. Túmbese de espaldas con las piernas estiradas, los tobillos separados unos cuantos centímetros, y los pies relajados y colgando hacia un lado.

2. Coloque los brazos a los lados ligeramente separados del cuerpo, con las palmas hacia arriba.

3. Relaje los músculos faciales, el cuello, los hombros, los brazos y las piernas hasta que se sienta calmado y suelto. Deje que su respiración se normalice.

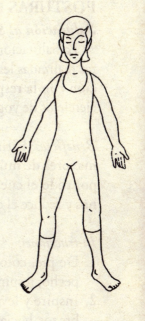

Comentarios:

- Mientras realiza esta postura, quizás desee escuchar música de relajación y cubrirse con una manta para estar caliente.
- Puede utilizar una almohada pequeña para la parte posterior de las rodillas.

Dificultad: I

POSTURAS EN SERIE

Salutación al Sol (Surya Namaskar)

La Salutación al Sol, una serie de doce posturas realizadas lenta y rítmicamente en combinación con la respiración, constituye uno de los ejercicios de yoga más dinámicos.

Beneficios: Estira y fortalece todos los grupos mayores de músculos, aumenta la circulación por todo el cuerpo, masajea los órganos internos y reduce el cansancio y la tensión.

Instrucciones:

1. De pie, coloque las manos juntas frente al pecho, respirando con normalidad.
2. Inspire y levante el pecho y lentamente los brazos hacia arriba, soltando las palmas y apuntando las puntas de los dedos hacia arriba y detrás de usted. Al mismo tiempo, alargue la columna con un suave estiramiento.
3. Espire, flexione el cuerpo hacia adelante desde las caderas y coloque las manos en el suelo a ambos lados de los pies. Sitúe la frente lo más cerca posible de las rodillas y mantenga las piernas rectas. (Puede doblar ligeramente las rodillas. Véase la postura de la cigüeña, pág. 103)

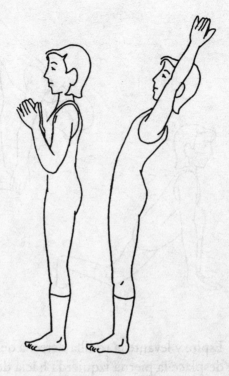

4. Inspire mientras empuja la pierna derecha hacia detrás y dobla la pierna izquierda. Apoye las manos en el suelo. Terminará con una postura de ataque, con las manos y la rodilla derecha tocando al suelo. Mantenga el cuerpo recto y estirado y mire al frente.

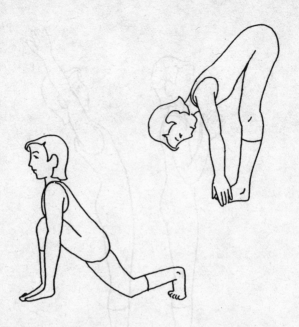

5. Espire y levante la rodilla derecha del suelo y
   desplace la pierna izquierda hacia detrás del
   cuerpo hasta adoptar una postura erguida.
   Contenga la respiración al mismo tiempo
   que mantiene la espalda y la cabeza en línea
   recta. Mire hacia abajo. Inspire.
6. Espire, flexione las rodillas hacia el suelo y
   rócelo con el pecho y la barbilla mientras
   mantiene las caderas levantadas.

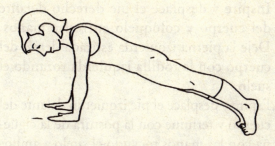

7. Inspire, levante el pecho del suelo y deslícelo a lo largo de los brazos estirados. Mantenga los codos ocultos a ambos lados del cuerpo y mantenga los hombros hacia abajo y alejados de las orejas. (Se parece a la postura de la cobra pero con los brazos estirados. Si le resulta más cómodo, mantenga los brazos doblados en este paso. Tenga cuidado de no forzar la zona lumbar). Mire al frente.

8. Espire, descargue el peso en los brazos y enrosque los dedos de los pies contra el suelo. Eleve las caderas de modo que forme una "V" invertida como en la postura del perro. Los brazos y las piernas deben estar rectos y los pies planos contra el suelo. (Es suficiente con que logre poner sólo las puntas de los pies en el suelo.) Mantenga los hombros hacia atrás y apartados de las orejas.

9. Inspire y desplace el pie derecho delante del cuerpo y colóquelo entre las manos. Deje la pierna izquierda estirada detrás del cuerpo con la rodilla izquierda rozando el suelo.

10. Espire y desplace el pie izquierdo delante del cuerpo y termine con la postura de la cigüeña con las manos tocando el suelo a ambos lados de los pies.

11. Inspire y, desde la cadera, colóquese lentamente de pie, levantando el cuerpo vértebra a vértebra. Al levantar el pecho, extienda los brazos por encima de la cabeza y estire las puntas de los dedos hacia arriba y por detrás de usted alargando la columna con un suave estiramiento.

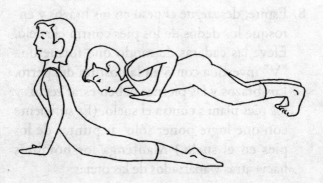

12. Espire y vuelva a la postura inicial. Repita la serie, combinando las posiciones de las piernas en los pasos 4 y 9 (es decir, estirando la pierna opuesta de la primera serie en cada paso). Repita la serie de dos a diez veces.

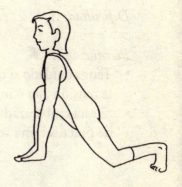

Comentarios:

- La Salutación al Sol es una serie difícil de dominar. Puede resultar un ejercicio difícil para la zona lumbar, así que tómese su tiempo y no haga sobresfuerzos. Pídale a su profesor que le muestre cómo coordinar los movimientos con la respiración y cómo protegerse la espalda durante este ejercicio.

- La Salutación al Sol puede ser el primer ejercicio que realice por la mañana después del precalentamiento.

- Sentirá un estiramiento en todos los grupos de músculos mayores.

- Compense la Salutación al Sol con la postura de la relajación.

Dificultad: II

Precauciones:
- Tenga cuidado si tiene problemas de espalda, la tensión alta o mareos.
- Si está embarazada, consulte al médico antes de practicar esta serie de ejercicios.

7. Ejemplos de series de ejercicios

Los ejercicios que a continuación enumeramos le ayudarán a iniciarse en su práctica diaria. A medida que aprenda más ejercicios en clase, usted mismo podrá crear su propio programa con sus posturas preferidas.

Antes de empezar un ejercicio, dedique unos minutos a realizar respiraciones y ejercicios de precalentamiento. No olvide descansar un par de minutos después de cada postura. Los ejercicios y los tiempos se indican simplemente a modo de guía. En función del tiempo de precalentamiento y de las series que realice de cada postura, empleará más o menos tiempo. No se preocupe si no puede terminar todas las posturas en el tiempo marcado; vaya a su propio ritmo.

Práctica de 5-10 minutos
- Ejercicios de respiración
- Precalentamiento

Práctica de 10-15 minutos
- Ejercicios de respiración
- Precalentamiento
- Postura de la montaña
- Postura de la media luna
- Postura del gato
- Postura de la media torsión espinal
- Postura de rodillas al pecho
- Postura de relajación

Práctica de 10-15 minutos
- Ejercicios de respiración
- Precalentamiento
- Salutación al Sol (repita seis veces)
- Postura de relajación

Práctica de 10-15 minutos
- Ejercicios de respiración
- Precalentamiento
- Postura de rodillas al pecho
- Postura de torsión sobre la espalda
- Postura de la cabeza en las rodillas

- Postura del perro
- Postura del niño
- Postura de relajación

Práctica de 10-15 minutos
- Ejercicios de respiración
- Precalentamiento
- Postura de la media luna
- Postura del triángulo
- Postura de la cabeza en las rodillas
- Postura de la media torsión espinal
- Postura del puente
- Postura del niño
- Postura de relajación

Práctica de 15-20 minutos
- Ejercicios de respiración
- Precalentamiento
- Postura del dios de la danza
- Postura del árbol
- Postura del gato
- Postura de la cobra
- Postura del niño
- Postura de la mariposa
- Postura de la flexión lateral
  hacia las piernas

- Postura de torsión sobre la espalda
- Postura del puente

Práctica de 20-30 minutos
- Ejercicios de relajación
- Precalentamiento
- Postura del guerrero
- Postura del águila
- Postura del perro
- Postura de la expansión del pecho
- Postura de la cara de Vaca
- Postura de la cabeza en la rodillas
- Postura de la media torsión espinal
- Postura del saltamontes
  o del medio saltamontes
- Postura de la cobra
- Postura del niño
- Postura del gesto invertido
- Postura del pez
- Postura de rodillas al pecho
- Postura de relajación

Práctica de 20-30 minutos
- Ejercicios de respiración
- Precalentamiento
- Postura del dios de la danza

- Postura del águila
- Postura de la cigüeña
- Postura de la mariposa
- Postura de la media torsión espinal
- Postura de la flexión lateral
  hacia las piernas
- Postura de la cara de vaca
- Postura del gato
- Postura del perro
- Postura del levantamiento de piernas
- Postura de la torsión sobre la espalda
- Postura del saltamontes
- Postura del niño
- Postura del gesto invertido
- Postura de relajación

Práctica de 30-40 minutos
- Ejercicios de respiración
- Precalentamiento
- Postura de la media luna
- Postura del triángulo
- Postura de la cigüeña
- Postura sentada
  de estiramiento del brazo
- Postura del perro
- Estiramiento del pie

- Postura de la cabeza en las rodillas
- Postura de torsión sobre la espalda
- Postura de la cobra
- Postura del niño
- Postura del saltamontes
- Postura del niño
- Postura del arado
- Postura de rodillas al pecho
- Postura de relajación

Práctica de 30-40 minutos
- Ejercicios de respiración
- Precalentamiento
- Postura del abrazo de la rodilla
- Postura de la cigüeña
- Postura sentada
  de estiramiento del brazo
- Postura de la media torsión espinal
- Postura de la paloma
- Postura del niño
- Postura del gato
- Postura del levantamiento de piernas
- Postura del puente
- Postura de rodillas al pecho
- Postura del gesto invertido
- Postura de relajación

El yoga y el deporte

Un programa de yoga bien hecho puede prepararle para el deporte, prevenir lesiones e incluso mejorar su rendimiento al aumentar su fuerza, flexibilidad y equilibrio. La tabla que propongo a continuación, enumera en orden alfabético varias posturas beneficiosas para preparar su cuerpo para distintos deportes y actividades. Las posturas pueden hacerse antes y después de la actividad.

Los ejercicios de respiración pueden hacerse antes de todas las actividades y las posturas de relajación (Postura del niño, Postura de relajación) pueden realizarse después de todas las actividades.

ACTIVIDAD/ DEPORTE	POSTURAS
Uso del ordenador	Elevación de brazos, Estiramiento del brazo, Postura del puente, Postura del gato, Postura de la cara de vaca, Postura del perro, Postura del águila, Postura de la cabeza en las rodillas, Postura de la expansión del pecho, Estiramiento del cuello, Postura sentada de estiramiento del brazo, Rotación de los hombros, Postura de la media torsión espinal, Postura del guerrero.
Jardinería	Estiramiento del brazo, Postura del gato, Postura del niño, Postura de la cara de vaca, Estiramiento del pie, Postura de la media luna, Postura de la cabeza en las rodillas, Postura de torsión sobre a espalda, Es-

tiramiento del cuello, Postura del arado, Rotación del hombro, Postura sentada de estiramiento del brazo, Postura del triángulo.

Sentado en una mesa

Elevación de brazos*, Postura del puente, Postura del gato, Postura del dios de la danza, Postura del perro, Postura del águila, Postura de la media luna, Postura de la cabeza en las rodillas, Postura de rodillas al pecho, Postura de levantamiento de piernas, Postura de torsión sobre la espalda, Postura de la montaña, Estiramiento del cuello*, Postura de relajación, Postura de la pinza, Rotación de los hombros*, Postura de la media torsión espinal, Postura del árbol, Postura del triángulo, Postura del guerrero. (*Algunas de estas posturas o variantes pueden realizarse sentados en la mesa. Véase también las posturas para el uso del ordenador o para la mala postura, págs. 198).

Baloncesto

Postura de la cara de vaca, Postura del dios de la danza, Postura del perro, Postura de la expansión del pecho, Postura de torsión sobre la espalda, Rotación de los hombros, Postura de la cigüeña, Postura del abrazo de la rodilla, Postura del guerrero.

Béisbol

Elevación de brazos, Postura del gato, Postura de la cara de vaca, Postura de la media luna, Postura de la expansión del pecho, Postura de la paloma, Postura de la cigüeña, Postura del árbol.

Ciclismo

Postura del dios de la danza, Postura de la expansión del pecho, Postura de rodillas al pecho, Estiramiento de cuello, Postura de la pinza, Postura de la media torsión espinal.

Esquí de fondo

Postura de la mariposa, Postura de la cobra, Postura de la media luna, Postura de la paloma, Postura de la cigüeña, Postura del triángulo.

Danza

Postura del gato, Postura del dios de la danza, Postura del perro, Estiramiento del pie, Postura de la cabeza en las rodillas, Postura del levantamiento de piernas, Postura de torsión sobre la espalda, Postura del abrazo de la rodilla, Postura del árbol, Postura del triángulo.

Esquí de montaña	Postura de la mariposa, Postura del gato, Postura de la paloma, Postura de la flexión lateral hacia las piernas, Postura de la media torsión espinal, Postura del guerrero.
Golf	Estiramiento del brazo, Postura del puente, Postura de la cara de vaca, Postura del perro, Postura del águila, Postura de la media luna, Postura de torsión sobre la espalda, Estiramiento del cuello, Rotación de los hombros, Postura del triángulo.
Excursionismo /Montañismo	Postura del puente, Postura del perro, Estiramiento del pie, Postura de rodillas al pecho, Postura de la cigüeña, Postura del triángulo.

Kayac/Canoa	Estiramiento del brazo, Postura del puente, Postura del niño, Postura de la cobra, Postura de la media luna, Postura de la expansión del pecho, Postura de la pinza, Postura de la media torsión espinal, Postura del guerrero.
Correr/Caminar	Postura del puente, Postura de la mariposa, Postura del gato, Postura del dios de la danza, Estiramiento del pie, Postura de la media luna, Postura de la cabeza en las rodillas, Postura de la paloma, Postura del triángulo, Postura del guerrero.
Patinar	Postura del gato, Estiramiento del pie, Postura de la media luna, Postura del abrazo de la rodilla, Postura del triángulo.

Fútbol	Postura del puente, Postura de la mariposa. Postura del perro, Estiramiento del cuello, Postura de la paloma, Postura de la flexión lateral hacia las piernas, Postura del triángulo.
Natación	Estiramiento del brazo, Postura de la cobra, Postura de la cara de vaca, Postura del perro, Postura de la expansión del pecho, Postura de rodillas al pecho, Postura del arado, Postura de la media torsión espinal.
Tenis	Postura de la mariposa, y de la cara de vaca, Postura del dios de la danza, Postura del águila, Postura de la media luna, Postura de la cabeza en las rodillas, Postura de la media torsión espinal, Postura del abrazo de la rodilla, Postura del guerrero.

El yoga y el cuerpo

Si desea ejercitar zonas concretas del cuerpo, la tabla que presentamos a continuación le ayudará a practicar las posturas más apropiadas de este libro.

ZONA	POSTURA
Abdomen	Postura del puente, Postura de la cobra, Postura de la media luna, Postura del levantamiento de piernas, Postura del saltamontes y del medio saltamontes, Postura de la montaña, Postura del arado, Postura del gesto invertido.

Tobillos

Postura del perro, Postura del águila, Estiramiento del pie, Postura del arado, Postura del árbol, Postura del triángulo, Postura del rayo.

Brazos

Elevación de brazos, Estiramiento del brazo, Postura del gato, Postura de la cobra, Postura del perro, Postura sentada de estiramiento del brazo.

Espalda

Postura del puente, Postura del niño, Postura de la cobra, Postura del perro, Postura del águila, Postura del pez, Postura de la media luna, Postura de la cabeza en las rodillas, Postura de la expansión del pecho, Postura de rodillas al pecho, Postura del levantamiento de piernas, Postura del saltamontes y del medio saltamontes, Postura de torsión sobre la espalda, Postura del arado, Postura sentada de estiramiento del brazo, Postura de la pinza, Postura del gesto invertido, Postura de la media torsión espinal, Postura de la cigüeña, Postura del abrazo de la rodilla, Postura del guerrero.

Equilibrio

Postura de la variante del gato, Postura del dios de la danza, Postura del águila, Postura de la montaña, Postura del abrazo de la rodilla, Postura del árbol, Postura del triángulo, Postura del guerrero.

Pecho

Postura de la cobra, Postura del perro, Postura del pez, Postura de la expansión del pecho, Postura de torsión sobre la espalda,

	Postura de la paloma, Postura del triángulo, Postura del guerrero.
Pies	Postura del dios de la danza, Estiramiento del pie, Postura de la media luna, Postura del abrazo de la rodilla, Postura del árbol, Postura del triángulo.
Manos/Muñecas	Estiramiento del brazo, Postura del gato, Postura de la cobra, Postura sentada de estiramiento del brazo.
Caderas	Postura del puente, Postura de la mariposa, Postura de la variante del gato, Postura del dios de la danza, Postura del águila, Postura de la media luna, Postura de rodillas en el pecho, Postura del saltamontes y del medio saltamontes, Postura de la paloma, Postura de la fle-

xión lateral hacia las piernas, Postura del abrazo de la rodilla, Postura de la media torsión espinal, Postura del árbol, Postura del triángulo, Postura del guerrero.

Piernas

Postura del puente, Postura de la mariposa, Postura del dios de la danza, Postura del perro, Postura del águila, Postura de la media luna, Postura de la cabeza en las rodillas, Postura del levantamiento de piernas, Postura del saltamontes y del medio saltamontes, Postura de la montaña, Postura del arado, Postura de la pinza, Postura de la flexión lateral hacia las piernas, Postura de la cigüeña, Postura del abrazo de la rodilla, Postura del rayo, Postura del triángulo, Postura del guerrero.

Rodillas

Postura de la cabeza en las rodillas, Postura del rayo, Postura del guerrero.

Cuello

Postura del puente, Postura del gato, Postura del niño, Postura de la cobra, Postura del pez, Estiramiento del cuello, Postura del arado, Postura del gesto invertido.

Hombros

Elevación de brazos, Postura del puente, Postura de la variante del gato, Postura de la cobra, Postura de la cara de vaca, Postura del águila, Postura de la expansión del pecho, Postura del arado, Postura sentada del estiramiento del brazo, Rotación de los hombros, Postura del gesto invertido, Postura del guerrero.

Lados del torso Postura de la media luna, Postura de la flexión lateral hacia las piernas, Postura del triángulo.

Flexibilidad espinal Postura del puente, Postura del gato, Postura de la media luna, Postura de rodillas al pecho, Postura de torsión sobre la espalda, Postura de la media torsión espinal, Postura del triángulo.

El yoga y la salud

Las posturas de yoga pueden ser un buen suplemento de los tratamientos tradicionales de salud porque relajan el cuerpo, calman la mente y mejoran la respiración y la circulación. Reduciendo el propio ritmo, concentrándose en la respiración y estirando el cuerpo, usted podrá aliviar la tensión y acelerar el proceso de curación.

Cada profesor de yoga tendrá su propia opinión sobre las posturas que son más beneficiosas para cada estado concreto. Las posturas sugeridas a continuación provienen de distintas fuentes, por ello y para permitirle más flexibilidad en su práctica, se enumeran varias posturas para cada problema específico.

Recuerde que debe consultar al médico si está enfermo o sufre alguna dolencia ya que el yoga nunca sustituirá a un tratamiento médico.

El médico y el profesor de yoga podrán ayudarle a encontrar las posturas más adecuadas para sus necesidades médicas.

ESTADO DE SALUD	POSTURA
Ansiedad	Ejercicios de respiración, Postura del gato, Postura del niño, Postura de rodillas al pecho, Postura de torsión sobre la espalda, Postura de relajación, Postura de la cabeza en las rodillas, Postura de la media torsión espinal, Postura de la pinza, Postura de la cigüeña, Postura del abrazo de la rodilla.
Artritis	Elevación de brazos, Ejercicios de respiración, Postura del puente, Postura del gato, Postura de la cobra, Postura de la cara de vaca, Postura de la ca-

beza en las rodillas, Postura de la montaña, Postura del arado, Postura de relajación, Postura sentada de estiramiento del brazo, Postura del gesto invertido, Postura de la media torsión espinal.

Asma

Elevación de brazos, Ejercicios de respiración, Postura del puente, Postura del dios de la danza, Postura del pez, Postura de las rodillas al pecho, Postura del saltamontes, Postura de la montaña, Postura de relajación.

Dolor de espalda

Ejercicios de respiración, Postura del puente, Postura del gato, Postura de la cobra, Postura de la cara de vaca, Postura del perro, Postura del pez, Postura de la cabeza en las rodillas, Pos-

tura de rodillas al pecho,
Postura de la expansión del
pecho, Postura de torsión
sobre la espalda, Postura del
arado, Postura de la media
torsión espinal, Postura de
la cigüeña.

Diarrea

Ejercicios de respiración,
Postura del gato, Postura de
la cobra, Postura del pez,
Postura de la pinza, Postura
de la cigüeña, Postura de la
media luna, Postura de la
cabeza en las rodillas, Postura de la expansión del
pecho, Postura de la rodillas al pecho, Postura de
torsión sobre la espalda,
Postura de la media torsión
espinal, Postura del abrazo
de la rodilla, Salutación al
Sol.

Depresión

Ejercicios de respiración,
Postura de la cobra, Postura

del dios de la danza, Postura de rodillas al pecho, Postura del arado, Postura del gesto invertido, Postura de la media torsión espinal, Postura del árbol, Postura del triángulo.

Cansancio

Ejercicios de respiración, Postura del puente, Postura del niño, Postura de la cobra, Postura del perro, Postura del saltamontes, Estiramiento del cuello, Postura del arado, Postura de relajación, Postura del gesto invertido, Salutación al Sol.

Dolor de cabeza

Ejercicios de respiración, Postura del gato, Postura de la cobra, Postura de torsión sobre la espalda, Estiramiento del cuello, Postura del arado, Postura de relajación, Postura del gesto invertido, Postura de la media torsión espinal.

Hemorroides

Postura del pez, Postura del arado, Postura del gesto invertido.

Indigestión

Postura del gato, Postura de la cobra, Postura de la media luna, Postura del arado, Postura de relajación, Postura del abrazo de la rodilla, Postura de la montaña, Postura de la media torsión espinal.

Insomnio

Ejercicio nasal de respiración alternada, Ejercicio de respiración completa, Postura del gato, Postura del niño, Postura del pez, Estiramiento del cuello, Postura del arado, Postura de relajación, Postura del gesto invertido.

Menopausia	Postura del gato, Postura de la cobra, Postura del perro, Postura del pez, Postura del arado, Postura de relajación, Postura del gesto invertido, Postura del guerrero.
Nerviosismo/ Tensión	Ejercicio nasal de respiración alternada, Postura del niño, Postura de la media luna, Postura de la montaña, Postura de relajación, Postura del gesto invertido, Postura del rayo, Postura del guerrero.
SPM (Síndrome Premenstrual)	Ejercicios de respiración, Postura del puente, Postura del gato, Postura de la cobra, Postura de torsión sobre la espalda, Postura de la paloma, Postura de relajación, Postura del gesto invertido.

Mala postura

Postura de la cobra, Postura de la cara de vaca, Postura de la montaña, Postura del árbol, Postura del triángulo. (Todas las posturas que fortalecen los músculos abdominales, liberan la zona de los hombros y estiran los músculos de la espalda y del cuello.)

Varices

Postura del arado, Postura del gesto invertido.

Índice

Alan Oken

ASTROLOGÍA

Basada en una experiencia de siglos, la Astrología es una vía para explicar los acontecimientos de la propia vida que, de otro modo, parecen inexplicables. *"Astrología Guía Práctica"*, brinda una introducción a ésta, la más antigua de la ciencias.

En esta obra el lector encontrará información clara y práctica sobre las siguientes cuestiones:

- Cómo se deasrrolló la ciencia astrológica.
- Los doce signos del Zodíaco y su significado.
- Los planetas y cómo afectan la propia vida.
- Las Casa y su papel en la propia existencia.
- Las Cartas Astrales de Jacqueline Onassis y el príncipe Carlos con cartas en blanco para que el lector pueda practicar.

Alan Oken ha publicado unos 200 artículos en importantes revistas astrológicas y metafísicas. Es autor de seis libros, entre los que se encuentran: "Cómo es arriba, así es abajo", "Astrología completa de Alan Oken" y "Astrología del alma, una clave para desarrollar el propio yo". **Oken** es discípulo del maestro tibetano Djwahl Khul y miembro del nuevo Grupo de Servidores del Mundo.

Debra Nuzzi

PLANTAS MEDICINALES

El uso medicinal de las plantas es nuestra forma más antigua de curar. *Plantas Medicinales* describe el empleo apropiado de las hierbas dentro de un sencillo formato en que se incluye:

- La terapéutica de más de 140 plantas medicinales.
- Remedios naturales para más de 100 problemas de salud habituales.
- Descripción de varias formas de preparados.
- Cómo hacer cataplasmas, emplastos, fomentos, vaporizaciones, etc.

Debra Nuzzi, **M.H.**, Master en fitoterapia por el Dominion Herbal College y The School of Natural Healing, tiene 23 años de experiencia en el campo de la fitoterapia. Ha pronunciado conferencias por todo el mundo y es autora del video *Herbal Preparations Natural Therapies: Creating and Using A Home Medicine Chest.*

Kathi Keville

AROMATERAPIA

Utilizada desde hace más de 6.000 años, la aromaterapia es una poderosa herramienta para la curación física y emocional. En la presente guía hallará:

- Una lista de los mejores aceites esenciales para cada estado concreto.
- Consejos para prepararse sus propias fórmulas.
- Cincuenta recetas para mejorar su tez, animar sus emociones y curar los trastornos físicos.
- Secciones especiales sobre los primeros auxilios, problemas de la infancia y bienestar emocional.

Kathi Keville es editora del *American Herb Association Quarterly*, miembro honorario de la Asociación Americana de Aromaterapia, miembro del Instituto Nacional de Aromaterapia Holística, y miembro profesional fundador del Gremio Americano de Herbolarios. Ha escrito tres libros, incluidos: *Aromaterapia, una guía completa,* y *Guía de las artes curativas,* en colaboración con Mindy Green.

Adam Burke

AUTOHIPNOSIS

Todo el mundo, en la intimidad de su hogar, puede practicar sin peligros y sin depender de nadie la Autohipnosis.

La Autohipnosis es una poderosa herramienta que le ayudará a alcanzar sus metas.

- Aumentará su capacidad de concentración.
- Se construirá una poderosa imagen.
- Logrará los objetivos que se proponga.
- Se abrirá emocionalmente y ganará nuevos amigos.
- Se recuperará más fácilmente de los disgustos y las enfermedades.

El Dr. **Adam Burke** es un distinguido hipnoterapeuta pionero en la investigación y en el desarrollo de técnicas de hipnosis. Es el fundador de Halcyon, una escuela de entrenamiento profesional en hipnosis. Ha enseñado hipnosis en los Estados Unidos y en diversos países.